Hug · Kellerer

Stochastik der Strahlenwirkung

Stochastik der Strahlenwirkung

O. Hug und A. M. Kellerer

Mit 34 Abbildungen

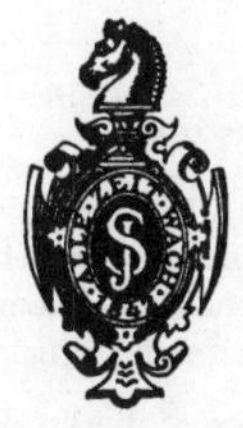

Springer-Verlag Berlin Heidelberg New York 1966

Professor Dr. O. Hug und Dr. A. M. Kellerer
Strahlenbiologisches Institut der Universität München

ISBN-13: 978-3-642-49111-5 e-ISBN-13: 978-3-642-88274-6
DOI: 10.1007/978-3-642-88274-6

Softcover reprint of the hardcover 1st edition 1966

Library of Congress Catalog Card Number 66-17832

Titel-Nr. 1347

Vorwort

Wenn ein wissenschaftliches Modell trotz aller Anpassungsversuche den Phänomenen nicht mehr genügt, so wird man zu seinem Ausgangspunkt zurückkehren und seine Hypothesen überprüfen. In einer solchen kritischen Phase ist die strahlenbiologische Forschung, seitdem sich die Fülle experimenteller Beobachtungen nicht mehr in das bisherige Interpretationsschema einfügt.

Am Anfang der Treffertheorie stand der geniale Gedanke, daß die charakteristischen Dosiswirkungsbeziehungen Ausdruck quantenphysikalischer Zufälligkeiten seien. Diese Hypothese fand ihre mathematische Gestalt und darin ihre eindrucksvollste Bestätigung durch Studien molekularer, mikrobiologischer und genetischer Strahlenwirkungen. Später zeigte sich jedoch, daß der formale Anwendungsbereich des mathematischen Apparates größer ist als seine biologische Basis. So konnte der Formalismus Eigenleben gewinnen und wird heute oft ohne Bezug zu den physischen Realitäten weiter betrieben.

Der Grund für diese Entwicklung ist wohl der, daß die Treffertheorie zwar von Zufallsprozessen ausging, aber immer nur die diskrete Energieabsorption berücksichtigte. Tatsächlich hat man es jedoch bei der Genese der Strahleneffekte mit einer *multiplen Stochastik* zu tun, und diese ist Gegenstand der vorliegenden Arbeit.

Eine stochastische Behandlung auch der vitalen Prozesse könnte als voreiliger Verzicht auf eine wenigstens prinzipiell mögliche deterministische Formulierung erscheinen. Dagegen ist einzuwenden, daß sich unsere Unkenntnis der wesentlichen Mechanismen der Strahlenwirkung notwendigerweise in der mathematischen Behandlung niederschlagen muß, daß diese also nicht anders als statistisch sein kann. Man könnte aber sogar weiter gehen und die Möglichkeit einer deterministischen Betrachtungsweise grundsätzlich in Frage stellen. Damit ist nicht die Indeterminiertheit der Quantenmechanik gemeint. Max Born fragt im Titel einer seiner Arbeiten: „Ist die klassische Mechanik tatsächlich deterministisch?“ und kommt zu dem Schluß, sie sei es nicht, oder doch nur in sehr beschränktem Sinne. Ein mechanisches System kann einem deterministischen Gesetz gehorchen, sich dabei aber so verhalten, daß selbst eine geringe Unkenntnis seines anfänglichen Zustandes — und eine solche Unkenntnis kann nie völlig ausgeschaltet werden — rasch zu einer größeren Unbestimmtheit führt. Man spricht in einem solchen Fall von dynamischer Instabilität. Sind in der Mechanik immerhin Gegenbeispiele anzuführen, so scheinen komplexe vitale Systeme geradezu durch eine solche dynamische Instabilität gekennzeichnet zu sein. Bei orthischen und pathischen Lebensprozessen spielen, weit mehr als das bisher beachtet wurde, Zufälligkeiten eine Rolle. Im Wechselspiel der zahlreichen Faktoren, die an jedem Lebensakt beteiligt sind, können sich geringste Unbestimmtheiten der Ausgangslage in große Schwankungen umsetzen, und so ist der Eintritt eines kritischen Ereignisses, wie der Mitose oder des Zelltodes, immer nur mit einer gewissen Unschärfe vorhersagbar. Der Biologe kennt diese Unschärfe, wird aber im allgemeinen versuchen, sie durch Bildung von Mittelwerten zu eliminieren. Will man aber — und das ist Ziel der quantitativen Strahlenbiologie — aus den Dosiswirkungsbeziehungen auf einen Zufallsfaktor, nämlich den der Energieabsorption, schließen, so ist man schlechthin gezwungen, auch die biologische Stochastik zu berücksichtigen.

Die drei Teile des Buches versuchen von verschiedenen Ausgangspunkten her die konkrete Frage zu beantworten, was aus den Dosiswirkungskurven abgelesen werden kann und was nicht. Der erste Teil beschreibt die Strahlenwirkung als einen zusammengesetzten Markoffschen Prozeß. Dabei konnte das umfassende Modell nicht einfach durch Modifikation der Treffertheorie erreicht werden, sondern mußte ausgehen von der Kinetik physiologischer und strahleninduzierter Prozesse und allen stochastischen Faktoren Raum geben. Es ist dennoch von relativ einfacher Struktur und läßt die mathematischen Schwierigkeiten, mit denen die Treffertheorie zu kämpfen hat, verschwinden. Wenn man sich dann bei der praktischen Anwendung auf Ausschnitte des allgemeinen Schemas beschränkt, so bleibt man dabei auf sicherem Grund, da die Voraussetzungen jedes Ansatzes klar sind. So werden die impliciten Voraussetzungen der treffertheoretischen Formeln sichtbar. Wichtiger als all das erscheint uns aber, daß die kinetische Betrachtungsweise, die dem Modell zugrunde liegt, auch in die experimentelle Strahlenbiologie eingeht.

Gerade bei den cellulären Strahlenwirkungen, auf die sich das Interesse dieser Arbeit konzentriert, sind wir noch weit von einer detaillierten Beschreibung entfernt. Das zwingt zu einer möglichst voraussetzungslosen Kennzeichnung experimentell ermittelter Dosiswirkungskurven durch geeignete Bestimmungsgrößen, wie sie im zweiten Teil entwickelt und den konventionellen gegenübergestellt werden. Erst auf dieser Basis kann man sich dann wieder dem nach wie vor wichtigsten Zufallsfaktor, nämlich der diskreten Energieabsorption, zuwenden und versuchen, Aussagen über die am Effekt beteiligten Primärprozesse zu machen, die unbeschadet der Rolle zahlreicher komplizierender Faktoren gültig sind. Die mathematische Behandlung muß dabei die Unsicherheiten unseres Wissens ebenso berücksichtigen wie die Unbestimmtheit, die durch das Wechselspiel der verschiedenen Zufallsfaktoren zustande kommt. Die klassische Theorie wird durch die Einordnung in das allgemeine Schema nicht abgetan, sondern zeigt nur um so deutlicher ihren wahren Kern. Zahlreiche Feststellungen der Treffertheorie lassen sich, wenn sie auch nicht in der alten Form aufrechterhalten werden können, in limitierte, aber ganz eindeutige Aussagen verwandeln.

Die im dritten Teil vorgelegte mathematische Erfassung der räumlichen und zeitlichen Verteilung der Energiedichte bei den verschiedenen Strahlenarten und Dosen, die von einem Konzept ROSSIs ausgeht, steht zwar auch im Dienste des Hauptthemas, hat jedoch ihren selbständigen Wert und läßt sich zu einem strahlenphysikalischen Tabellenwerk ausbauen. Es können damit die wichtigen Untersuchungen von LEA, die sich auf kleinste empfindliche Bereiche und auf Eintreffervorgänge beschränken mußten, auf größere Bereiche, wie sie bei der Strahlenwirkung auf die Zelle in Frage kommen, und auf die Wechselwirkung mehrerer Absorptionsereignisse ausgedehnt werden. Das Zeitfaktorproblem, für dessen Behandlung sich unser Schema besonders eignet, wurde relativ knapp umrissen und einer eigenen Veröffentlichung überlassen. Auch sonst wurden ausbaufähige Details zurückgedrängt, um die Grundprinzipien klarer hervortreten zu lassen.

Die wesentlichen Gedanken der Monographie sind mit möglichst geringem mathematischen Aufwand dargestellt, doch bedurften mitunter auch scheinbar evidente Aussagen eines strengen Beweises. Der mathematisch weniger interessierte Leser kann auf einen großen Teil der formalen Ableitungen verzichten und sich mit den Prinzipien und den wichtigsten Schlußfolgerungen vertraut machen.

Die drei Teile des Buches sind, wenn auch aufeinander bezogen, so doch grundsätzlich für sich allein lesbar. Da es vor allem darum ging, neue Wege für die mathematische Behandlung der Strahlenwirkung aufzuzeigen, wurden experimentelle Ergebnisse immer nur als Ausgangs- und Belegmaterial verwendet. Auch die Treffertheorie wurde nur in ihren Grundzügen, und soweit es im Gang der Überlegungen nötig war, erörtert; ihre Entwicklung bis zur heutigen Form dokumentiert sich in den klassischen Arbeiten von F. DESSAUER, B. RAJEWSKY, J. A. CROWTHER, D. E. LEA, N. M. TIMOFEEFF-RESSOVSKY und K. G. ZIMMER, sowie in dem von K. SOMMERMEYER erweiterten Dessauerschen Buch und der jüngsten Monographie von K. G. ZIMMER.

Wir danken dem Springer-Verlag für seinen schnell realisierten Entschluß, diese Arbeit, die weit eher ein Programm als eine lehrbuchmäßige Abhandlung darstellt, zu publizieren.

O. HUG und A. M. KELLERER

Inhaltsverzeichnis

Teil I

Treffertheorie und alternative Deutung der Dosiswirkungsbeziehungen

O. Hug und A. M. Kellerer

Teil II

Formale Analyse der Dosiswirkungsbeziehung

A. M. Kellerer

Teil III

Dosiswirkungsbeziehung und Mikroverteilung der absorbierten Energie

A. M. Kellerer

Teil I

Treffertheorie und alternative Deutung der Dosiswirkungsbeziehungen

Von OTTO HUG und ALBRECHT M. KELLERER

1. Formales Schema zur Behandlung der Kinetik der Strahlenwirkung

Στόχος bedeutet ursprünglich Ziel oder Treffbereich. Da das griechische Wort aber auch soviel wie Mutmaßung heißt, pflegt man die Lehre von den zufälligen Ereignissen als Stochastik zu bezeichnen. Die Treffertheorie hat es mit der zufälligen, quantenhaften Energiedeposition in vitalen Objekten zu tun; sie ist daher ihrem Namen sowohl als ihrem Gegenstand nach eine stochastische Theorie. Um so erstaunlicher ist es, daß eine konsequente Formulierung der Treffertheorie als stochastische Theorie noch aussteht. Eine solche Formulierung wird im folgenden versucht.

Ausgehend von der bekannten Vorstellung der Trefferwirkung auf ein ruhendes System sei zunächst die Kinetik der strahleninduzierten Veränderungen beschrieben. Die Treffertheorie basiert auf der Annahme, daß ionisierende Strahlung in cellulären und subcellulären Einheiten kritische Ereignisse auslöst, die sogenannten Treffer; man hat daher die Übergänge der beobachteten Einheiten zwischen diskreten, durch die jeweilige Anzahl der Treffer charakterisierten Zuständen zu behandeln.

Das beobachtete System ist in jedem Augenblick gekennzeichnet durch die Besetzungszahlen, d. h. durch die Anzahl der Einheiten, die sich in jedem einzelnen Zustand befinden. Die Menge der Besetzungszahlen kann man zu einem Zustandsvektor zusammenfassen. Das Verhalten des Systems unter Bestrahlung ist bestimmt durch die Übergangswahrscheinlichkeiten zwischen den einzelnen Zuständen.

Nimmt man an, es handle sich um einen Markoffschen Prozeß*, so hat der allgemeine Ansatz für die Zustandsänderung eines solchen Systems die Form:

$$\frac{d}{dt}\vec{x} = f(\vec{x}, D, I, t)\,. \tag{1}$$

* Zur Definition der Markoff-Prozesse siehe z. B. FELLER.

Dabei ist $\mathfrak{x} = \begin{pmatrix} x_0 \\ x_1 \\ \cdot \\ \cdot \\ \cdot \\ x_n \end{pmatrix}$ der Zustandsvektor, zusammengesetzt aus den Besetzungszahlen x_0 (d. i. Anzahl der Elemente im Zustand „0 Treffer") bis x_n (d. i. Anzahl der Elemente im Zustand „n oder mehr Treffer"). Der Operator $f(\cdot, D, I, t)$ ist im allgemeinsten Fall eine Funktion der Zeit sowie der Dosis D und der Dosisleistung I bis zur Zeit t.

Häufig, und gerade im Fall der treffertheoretischen Ansätze, ist die Annahme gerechtfertigt, daß der Fluß von einem Zustand in einen anderen proportional der Besetzungszahl des ersteren ist, wobei natürlich außerdem noch die einzelnen Übergangskoeffizienten von der Dosis bzw. der Dosisleistung abhängen können. Dann reduziert sich der Operator $f(\cdot, D, I, t)$ auf eine Matrix A, und die Gleichung (1) nimmt folgende Form an:

$$\frac{d}{dt}\mathfrak{x} = A\mathfrak{x}\,. \tag{2}$$

Die aus den Übergangskoeffizienten aufgebaute Matrix A wird Übergangsmatrix genannt, sie ist eine Funktion der Dosisleistung und im allgemeinen auch der Dosis. Im Fall konstanter Übergangskoeffizienten ist Gleichung (2) einem linearen Differentialgleichungssystem äquivalent; nur der Klarheit zuliebe ist zur Darstellung die Matrixschreibweise gewählt.

Ein bestimmter treffertheoretischer Ansatz ist daher zu charakterisieren durch die Angabe der Übergangsmatrix A oder durch ein entsprechendes graphisches Schema, in dem die verschiedenen durch die Bestrahlung induzierten Schädigungszustände durch vertikal übereinanderliegende Punkte, und die Übergangswahrscheinlichkeiten durch gerichtete Verbindungslinien zwischen den einzelnen Zuständen dargestellt werden (Abb. 4, S. 9).

In gleicher Weise können physiologische Zustandsänderungen eines Systems, wie z. B. biochemische Abläufe oder celluläre Entwicklungscyclen, behandelt werden, indem man den verschiedenen Stadien waagrecht nebeneinanderliegende Zustandspunkte zuordnet und die Übergangswahrscheinlichkeiten wiederum durch gerichtete Verbindungslinien kennzeichnet. Es ist damit die Möglichkeit gewonnen, durch Überlagerung beider Darstellungen, d. h. durch ein zweidimensionales Netzwerk von Zustandspunkten und Verbindungslinien, die Einwirkung der Strahlung und die vitalen Abläufe gemeinsam darzustellen. Die rechnerische Behandlung ergibt sich aus der Gleichung (2). Nur ist jetzt die Anzahl der Komponenten des Zustandsvektors $\mathfrak{x}$ nicht gleich der Anzahl der möglichen Schädigungszustände, sondern gleich der Anzahl aller in Betracht gezogenen Zustandspunkte.

Ist die Dosisleistung der Bestrahlung konstant, und sind auch die vertikalen und horizontalen Übergangskoeffizienten zeitlich konstant und dosisunabhängig, so kann die Gleichung (2) ohne weiteres integriert werden, und man erhält folgende Abhängigkeit des Zustandsvektors von der Zeit:

$$\vec{x} = e^{At}\vec{x}_0 \,. \tag{3}$$

Die Matrix e^{At} ist in der üblichen Weise definiert:

$$e^{At} = E + At + \frac{A^2t^2}{2!} + \frac{A^3t^3}{3!} + \cdots \,. \,^* \tag{4}$$

$\vec{x}_0$ ist der Anfangswert des Zustandsvektors. Allerdings kann die rechnerische Ermittlung der Matrix e^{At} mühsam sein; dann ist es angebracht, das Gleichungssystem (2) mittels eines Analogrechners zu lösen (s. 3.1, 3.2).

Das oben beschriebene graphische Schema, das einem jeden Ansatz zugeordnet ist, läßt sich unmittelbar in ein Schaltschema für den Analogrechner übersetzen, so daß ein Ansatz ohne weiteres dem Rechner zugeführt werden kann. Der besondere Vorteil dieser Methode ist, daß, während der Analogrechner die Lösungskurve zeigt, diese Kurve durch stetige Veränderung der Übergangskoeffizienten mit experimentell ermittelten Kurven zur Deckung gebracht werden kann. Die Anwendung eines Rechners ist auch dann geboten, wenn, wie dies im allgemeinen Fall möglich ist, die Übergangskoeffizienten Funktionen der Dosis bzw. der Dosisleistung sind.

Die reaktionskinetische Betrachtungsweise ist in der Biochemie (B. CHANCE) und in der Photochemie (G. O. SCHENCK) längst erfolgreich eingesetzt; in der Strahlenbiologie jedoch steckt sie noch in den Anfängen. Es braucht nicht besonders betont zu werden, daß das hier vorgeschlagene allgemeine Schema nicht nur auf die Behandlung kinetischer Probleme beschränkt ist, die sich auf molekularer Ebene abspielen. Es ist darüber hinaus unabhängig davon anwendbar, ob die treffertheoretischen Ansätze sinnvoll erscheinen oder nicht.

Für Objekte molekularer oder makromolekularer Größe sind die natürlichen Abläufe chemische Umsetzungen, die streng in diskreten Schritten verlaufen. Die Strahlenwirkung erfolgt ebenfalls in diskreten Schritten; häufig wird es sich sogar um bloße Eintreffervorgänge handeln. Ein Beispiel für die Anwendbarkeit des kinetischen Modells (KELLERER und HUG) ist das Verhalten des Fermentsystems der Biolumineszenz unter Bestrahlung (HUG und WOLF, HARDER und HUG).

Auch die Zellkinetik, wie etwa Mitosecyclen oder die Zellerneuerung und -differenzierung in einem Mausergewebe, läßt sich in diskreten Schritten beschreiben, wie das bei der Aufteilung des Generationscyclus in seine

* E bedeutet hier die Einheitsmatrix.

bekannten Phasen üblich ist. Daher ist auch hier die Möglichkeit gegeben, den Ablauf in analoger Weise zu behandeln. Eingehende experimentelle Studien über die Zellkinetik in vivo (BOND et al.) und in vitro (ZEUTHEN) liegen bereits vor. Beispielsweise läßt sich aus den Versuchen von SINCLAIR (1964) und SINCLAIR und MORTON an Kulturen isolierter Zellen des chinesischen Hamsters die Dauer des Zellcyclus und darüber hinaus auch ihre Streuung ablesen. Man kann die Anzahl der Zustandspunkte, die im theoretischen Modell den Generationscyclus darstellen, so wählen, daß die Verteilung der Durchlaufszeiten durch die Zustandskette den experimentell beobachteten Werten entspricht. Das theoretische Modell stellt dann in guter Näherung das allmähliche Verfließen einer anfänglichen Synchronisationswelle während der aufeinanderfolgenden Zellcyclen dar. Die diskrete Darstellung der an sich kontinuierlichen physiologischen Abläufe ist also keine Näherung, die man nur der Bequemlichkeit halber in Kauf nimmt; sie ist geradezu notwendig, um der biologischen Stochastik, d. h. dem unterschiedlichen Verhalten der einzelnen Einheiten der Population, gerecht zu werden. Es sei, ohne auf die Details einzugehen, bemerkt, daß sich die Verteilung der Durchlaufzeiten durch eine Zustandskette mit wechselnder Anzahl der Zustände einer Normalverteilung annähert, wie sie auch im Experiment meist gefunden wird. Wenn im vorliegenden Zusammenhang auch nicht auf diese Dinge eingegangen wird und das kinetische Modell allein zur Beurteilung der Treffertheorie dienen soll, so sei doch darauf hingewiesen, wie wichtig eine streng quantitative Darstellung der Zellkinetik in Zukunft sein wird. Auch in den folgenden Teilen dieser Monographie wird immer wieder deutlich werden, welche Bedeutung die Arbeiten an synchronisierten Zellkulturen und das Verständnis der Kinetik auch der unbestrahlten Zelle haben. Man kann dann in der Anwendung des kinetischen Modells weitergehen und versuchen, auch die Kinetik der strahleninduzierten Veränderungen zu analysieren. Die celluläre Strahlenwirkung fügt sich dabei zwanglos in das Schema ein, denn sie äußert sich ebenfalls in diskreten Ereignissen. Man kann es dabei zunächst dahingestellt sein lassen, ob solche „kritischen Ereignisse" auf diskreten Schritten der Energieabsorption oder auf inhärenter, durch die Strahlung lediglich vergrößerter Labilität des biologischen Systems (s. S. 21) beruhen, entsprechend der von RAJEWSKY (1931, 1934) von Anfang an betonten Möglichkeit eines „elementaren Vergiftungsvorganges" in der bestrahlten Zelle.

Auch komplizierte Vorgänge, wie vitale Prozesse, die erst durch die Störung selbst ausgelöst werden, Rückkopplungsphänomene und Reglermechanismen, lassen sich in dem Schema — wenn es die experimentellen Ergebnisse nötig und möglich machen — berücksichtigen.

2. Die Grundgedanken der Treffertheorie

Ausgangspunkt des treffertheoretischen Formalismus war die Interpretation exponentieller Dosiswirkungsbeziehungen. Ist ein einziges kritisches Ereignis der Energiedeposition für einen alternativen Testeffekt im biologischen Objekt verantwortlich, nimmt man ferner an, für alle Einheiten der bestrahlten Population sei die mittlere Häufigkeit dieses Ereignisses pro Dosiseinheit gleich α, so erhält man für den Bruchteil $\frac{N}{N_0}$ der vom Effekt nicht betroffenen Einheiten:

$$\frac{N}{N_0} = e^{-\alpha D}. \tag{5}$$

DESSAUER führte den Begriff Punktwärme ein und ließ damit die Natur des kritischen Ereignisses weitgehend offen. Man dachte in der Folgezeit an einzelne Ionisationen, an Ionisationsgruppen oder an die Passage eines ionisierenden Teilchens durch einen empfindlichen Bereich oder schließlich an eine δ-Spur als Ereignis besonders hoher lokaler Energiedichte.

CROWTHER, der unabhängig von DESSAUER den Formalismus der Treffertheorie entwickelte, legte seinen Berechnungen die Vorstellung zugrunde, daß das kritische Ereignis durch eine einzige Ionisation gegeben sei. Auf dieser Vorstellung beruht die Bestimmung empfindlicher Volumina, die insbesondere LEA und POLLARD an Enzymen und Viren und teilweise auch an Bakterien durchführten. Abb. 1 gibt ein besonders schönes Beispiel einer nahezu exponentiellen und über einen weiten Bereich der Überlebensrate ermittelten Dosiswirkungsbeziehung.

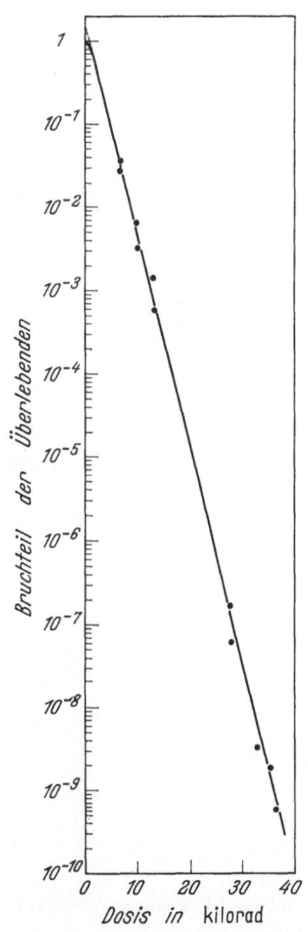

Abb. 1. Fähigkeit des Bakteriums *Serratia marcescens* zur Kolonienbildung nach Bestrahlung. (Nach Untersuchungen von D. L. DEWEY.) 200 keV Röntgenstrahlung; sauerstoffhaltige Atmosphäre

Die abgeleiteten empfindlichen Volumina bzw. empfindlichen Querschnitte sind jedoch stets als rein formale Größen anzusehen. Insbesondere muß an eine örtlich variierende Wirkwahrscheinlichkeit und an die Möglichkeit, daß der empfindliche Bereich nicht einfach-zusammenhängend ist, gedacht werden. Eine zusätzliche Unsicherheit ist durch die indirekte Wirkung gegeben; in wäßrigen Lösungen

(Smith) können freie Radikale über Distanzen von etwa 1000 Å, im Zellmilieu (Hutchinson et al.) über Distanzen von etwa 30 Å diffundieren, und im Festkörper (Hart und Platzman) ist mit unmittelbarer Energiewanderung über etwa 100 Å zu rechnen.

Völlig hypothetisch wird die Bestimmung der Ausdehnung empfindlicher Bereiche an größeren cellulären Objekten; hier hängt das Resultat ganz von der jeweiligen Annahme über die Natur des kritischen Ereignisses ab. Zimmer weist darauf hin, daß man immer dann, wenn man die Größe empfindlicher Bereiche bestimmt, das formale Schema der Treffertheorie bereits verlassen hat.

Über diese wohlbekannten Einschränkungen gegenüber der Interpretation exponentieller Dosiswirkungsbeziehungen hinausgehend wird in 4 gezeigt, daß eine exponentielle Dosiswirkungsbeziehung durchaus nicht auf einem Eintreffermechanismus beruhen muß. Es kann auch bei rein kontinuierlicher Energiedeposition zu einer exponentiellen Dosiswirkungsbeziehung allein auf Grund der stochastischen Natur der vitalen Prozesse kommen.

Zunächst geht es aber um eine kritische Betrachtung des weiteren formalen Schemas der Treffertheorie. Dessauer mit seinen Mitarbeitern Blau und Altenburger sowie unabhängig von ihm Crowther gaben sich mit der treffertheoretischen Interpretation exponentieller Dosiswirkungsbeziehungen nicht zufrieden und erklärten auch sigmoide

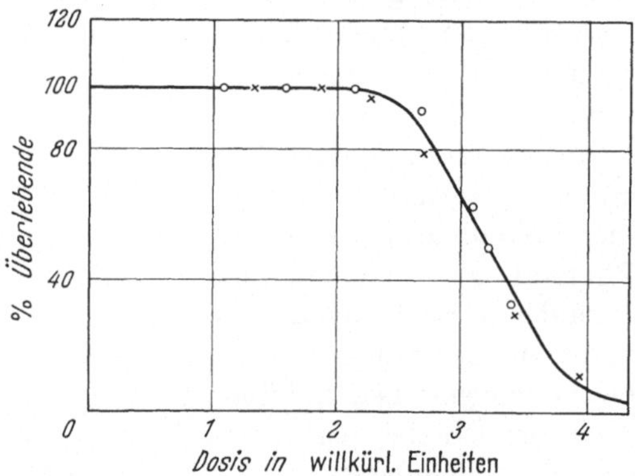

Abb. 2. Unmittelbare Abtötung des Protozoons *Colpidium colpoda* durch Röntgenstrahlung (nach Crowther)

Dosiswirkungskurven durch die quantenhafte Natur der Energiedeposition unter Bestrahlung. Abb. 2 gibt die an dem Protozoon *Colpidium colpoda* gewonnene Dosiswirkungsbeziehung wieder, die Crowther seinen Überlegungen zugrunde legte.

Es wurden die verschiedensten Ansätze diskutiert und bezüglich dieser Ansätze kann auf die Literatur verwiesen werden (Timoféeff-

RESSOVSKY und ZIMMER, ZIMMER, SOMMERMEYER). Die einfachsten und praktisch ausschließlich angewandten Modelle sind der sogenannte Mehrtrefferansatz und der sogenannte Mehrbereichsansatz.

Nach dem Mehrtrefferansatz gibt es im biologischen Objekt einen empfindlichen Bereich beliebiger, nicht notwendig einfach-zusammenhängender Form, und der Testeffekt tritt dann und nur dann ein, wenn in diesem Bereich wenigstens n „Treffer“ erfolgen. Bezüglich der Natur dieser „Treffer“ legt sich die formale Treffertheorie nicht fest; sie nimmt jedoch an, daß es sich um statistisch unabhängige Ereignisse handle, daß man es also mit einem Poissonprozeß zu tun habe. Als Dosiswirkungsbeziehung erhält man dann die nach BLAU und ALTENBURGER benannte Gleichung:

$$\frac{N}{N_0} = e^{-\alpha D} \sum_{\nu=0}^{n-1} \frac{(\alpha D)^\nu}{\nu!} . \tag{6}$$

Die Zahl n kann aus der Kurvenform abgeleitet werden und wird als „Trefferzahl“ bezeichnet. Man pflegt $\ln \frac{N}{N_0}$ gegen die Dosis D aufzutragen und erhält in dieser „halblogarithmischen Darstellung“ eine „Schulterkurve“.*

Der sogenannte Mehrbereichsansatz in seiner einfachsten Form beruht auf der Annahme, im biologischen Objekt gäbe es mehrere „Treffbereiche“, und jeder dieser Bereiche müsse mindestens einen „Treffer“ erhalten, damit der Testeffekt eintrete. Nimmt man an, daß alle m Treffbereiche gleiche Treffwahrscheinlichkeit haben, so erhält man:

$$\frac{N}{N_0} = 1 - (1 - e^{-\alpha D})^m . \tag{7}$$

Diese Mehrbereichskurven sind ebenfalls Schulterkurven in der halblogarithmischen Darstellung, unterscheiden sich aber von den „Mehrtrefferkurven“ dadurch, daß sie asymptotisch in einen exponentiellen Teil übergehen, sich also einer Geraden anschmiegen. Der Schnittpunkt der asymptotischen Geraden mit der Ordinate gibt die Anzahl der „Treffbereiche“ an. Der Ordinatenwert des Schnittpunktes sei im folgenden jedoch nicht als „Treffbereichszahl“, sondern, einem Vorschlag TIKVAH ALPERs folgend, als „Extrapolationsnummer“ bezeichnet. Die sogenannten Mehrtreffer- bzw. Mehrbereichskurven sollen hier nicht abgebildet werden, sie sind in allen treffertheoretischen Monographien zu finden. Statt dessen gibt Abb. 3 als Beispiele von „Schulterkurven“ in halblogarithmischer Darstellung Dosiswirkungskurven für in vitro bestrahlte isolierte Säugetierzellen wieder.

---

* In der Literatur haben sich die Ausdrücke: Schulterkurve oder sigmoide Kurve für Dosiswirkungsbeziehungen eingebürgert, die in der üblichen halblogarithmischen Darstellung (s. Abb. 3a und b) nach unten gekrümmt sind.

Obwohl in den grundlegenden Beiträgen zur Treffertheorie (DESSAUER, RAJEWSKY, TIMOFEEFF-RESSOVSKY und ZIMMER, LEA, SOMMERMEYER, ZIMMER) stets davor gewarnt wurde, allein aus der Kurvenform auf die Gültigkeit des einen oder anderen Ansatzes zu schließen, hat es sich weitgehend eingebürgert, den Dosiswirkungskurven je nach ihrer

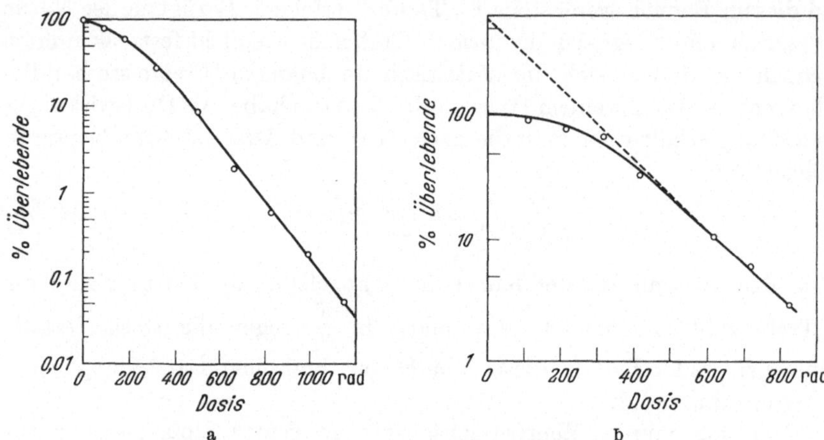

Abb. 3a u. b. Dosiswirkungsbeziehungen für in vitro gezüchtete, röntgenbestrahlte Säugetierzellen. Aufgetragen ist der Bruchteil der zur Bildung einer Kolonie fähigen Zellen in Abhängigkeit von der Dosis. a) Zellen aus dem Lungengewebe des chin. Hamsters (nach ELKIND et al.). b) Lettre Ehrlich Ascites Zellen (nach HUMPHREY et al.)

Form „Trefferzahlen" oder „Bereichszahlen" zuzuordnen. Dies ist insofern verständlich, als jede Theorie und insbesondere eine so ausführlich und bis in detaillierte Varianten diskutierte, wie die Treffertheorie, zur praktischen Anwendung verleitet. Entweder ist die charakteristische Form der „Mehrtrefferkurven" im Gegensatz zu der der „Mehrbereichskurven" kennzeichnend für einen bestimmten Mechanismus, dann ist die Behandlung der einfachen Sonderfälle gerechtfertigt, oder aber aus dem Unterschied der Kurvenform kann nichts erschlossen werden, dann ist die Diskussion überflüssig, und man muß sich neuen Wegen der Analyse zuwenden. Im folgenden Abschnitt wird deutlich, daß letzteres der Fall ist.

3. Verallgemeinerte Darstellung der Treffertheorie

Man kann die Ansätze der Treffertheorie in dem eingangs skizzierten generalisierten Schema ausdrücken. Für diese Ansätze reduziert sich das Netzwerk von Zustandspunkten auf eine einfache Kette von Schädigungszuständen, da die Treffertheorie nur die durch Strahlenwirkung hervorgerufenen Zustandsänderungen eines im übrigen statischen Systems berücksichtigt.

Es mag überflüssig erscheinen, solch einfache Ansätze in der Matrixschreibweise zu behandeln. Die scheinbare Kompliziertheit der Terminologie wird jedoch mehr als aufgewogen durch die Einfachheit, mit der sich dann die Abhängigkeit des Effektes von Faktoren wie der zeitlichen Dosisverteilung, der Ionisationsdichte oder der Variabilität der Empfindlichkeit berücksichtigen läßt.

Entscheidend im gegenwärtigen Zusammenhang ist jedoch, daß durch diese Form der Darstellung ersichtlich wird, welche teilweise unausgesprochenen, ihre Anwendbarkeit einschränkenden Voraussetzungen den treffertheoretischen Ansätzen zugrunde liegen.

3.1. Mehrtrefferansatz und Mehrbereichsansatz

Der sogenannte „Mehrtrefferansatz“ ist durch das Schema der Abb. 4 dargestellt. Die beobachteten Einheiten befinden sich anfangs im Zustand „0 Treffer“. Sobald ein Element einen Treffer erhält, geht es in den Zustand „1 Treffer“ über, und von da kann es weiter laufen, bis zum Übergang in den Zustand „n Treffer“, der den Eintritt des Testeffekts bedeutet.

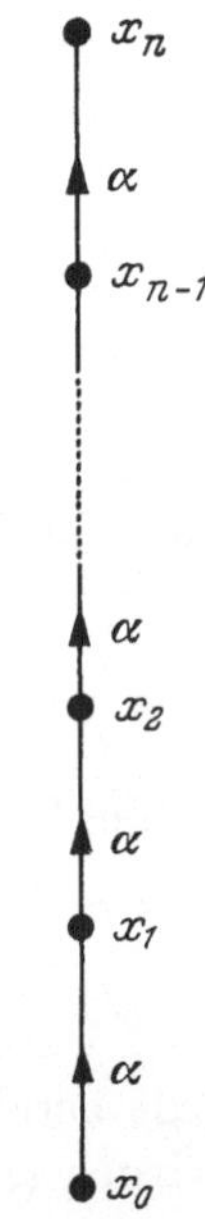

Abb. 4. Schematische Darstellung des Mehrtrefferansatzes

Dieser Ansatz stellt sich durch folgende Gleichung dar:

$$\frac{d}{dD}\begin{pmatrix} x_0 \\ x_1 \\ x_2 \\ \cdot \\ \cdot \\ x_{n-2} \\ x_{n-1} \end{pmatrix} = \begin{pmatrix} -\alpha & 0 & 0 & . & 0 & 0 & 0 \\ \alpha & -\alpha & 0 & . & 0 & 0 & 0 \\ 0 & \alpha & -\alpha & . & 0 & 0 & 0 \\ . & . & . & . & . & . & . \\ . & . & . & . & . & . & . \\ 0 & 0 & 0 & . & \alpha & -\alpha & 0 \\ 0 & 0 & 0 & . & 0 & \alpha & -\alpha \end{pmatrix} \begin{pmatrix} x_0 \\ x_1 \\ x_2 \\ \cdot \\ \cdot \\ x_{n-2} \\ x_{n-1} \end{pmatrix}. \tag{8}$$

Die Lösung dieser Gleichung ist, wenn man die explicite Form der Matrix e^{AD} einsetzt:

$$\vec{x} = e^{AD} \cdot \vec{x}_0 = e^{-\alpha D} \begin{pmatrix} 1 & 0 & 0 & \cdot & 0 & 0 \\ \alpha D & 1 & 0 & \cdot & 0 & 0 \\ \frac{(\alpha D)^2}{2!} & \alpha D & 1 & \cdot & 0 & 0 \\ \vdots & \vdots & \vdots & \vdots & \vdots & \vdots \\ \frac{(\alpha D)^{n-1}}{(n-1)!} & \frac{(\alpha D)^{n-2}}{(n-2)!} & \frac{(\alpha D)^{n-3}}{(n-3)!} & \cdot & \alpha D & 1 \end{pmatrix} \cdot \vec{x}_0 \,. \tag{9}$$

Mit der Anfangsbedingung: $\vec{x}_0 = \begin{pmatrix} 1 \\ 0 \\ 0 \\ \vdots \\ 0 \end{pmatrix}$ erhält man: (10)

$$\vec{x} = e^{-\alpha D} \begin{pmatrix} 1 \\ \alpha D \\ \frac{(\alpha D)^2}{2!} \\ \vdots \\ \frac{(\alpha D)^{n-1}}{(n-1)!} \end{pmatrix}; \tag{11}$$

also ergibt sich für den Bruchteil der Überlebenden:

$$\frac{N}{N_0} = \sum_0^{n-1} x_\nu = e^{-\alpha D} \sum_0^{n-1} \frac{(\alpha D)^\nu}{\nu!} \tag{12}$$

oder der äquivalente Ausdruck:

$$\frac{N}{N_0} = 1 - \int_0^D \alpha e^{-\alpha z} \frac{(\alpha z)^{n-1}}{(n-1)!} dz. \tag{13}$$

(12) ist die bereits erwähnte Gleichung von BLAU und ALTENBURGER, der Ausdruck (13) führt zu denselben Werten, läßt sich aber noch unmittelbarer auswerten. Diese Gleichungen beschreiben die sogenannten „Mehrtrefferkurven".

Die Form der Kurven wird natürlich stets durch die biologische Variabilität mitbestimmt sein. Dies ist kein grundsätzlicher Einwand gegen die Treffertheorie; die biologische Variabilität, d. h. die unterschiedliche Empfindlichkeit der einzelnen Einheiten, kann man berücksichtigen, indem man entweder eine Überlagerung verschiedener Übergangswahrscheinlichkeiten annimmt, oder, indem man einen geeigneten Anfangswert des Vektors $\vec{x}$ anstatt des in (10) festgelegten Wertes von $\vec{x}_0$ wählt. In diesem Falle stellt man also formal die erhöhte Empfindlichkeit einer Fraktion der Beobachtungsgesamtheit dadurch dar, daß man sie behandelt, als hätten einige Einheiten bereits bei Bestrahlungsbeginn eine gewisse Anzahl von Treffern erhalten, so daß also an diesen Einheiten der Testeffekt schon bei einer entsprechend verminderten tatsächlichen Trefferzahl eintritt.

Der Anfangswert des Zustandsvektors kann unmittelbar am Analogrechner eingestellt werden; daher ist es leicht zu prüfen, ob eine Überlagerung von Mehrtrefferkurven etwa eine Eintrefferkurve simuliert, ein Problem, das von ZIMMER ausführlich diskutiert wird.

Die eigentliche Schwäche der treffertheoretischen Ansätze liegt in den impliciten, nicht ausgesprochenen Voraussetzungen. Der übliche Mehrtrefferansatz beruht u. a. auf der willkürlichen Annahme, daß die Übergangskoeffizienten α zwischen den einzelnen Zuständen alle gleich groß sind. Selbst wenn man sich die einfachste Vorstellung der Treffertheorie zu eigen macht, daß jede Einheit einen wohldefinierten formalen Trefferbereich besitze, so hat man doch damit zu rechnen, daß die Größe dieses formalen Bereiches durch eine Anzahl von Treffern geändert wird. Sogar im Falle eines Makromoleküls ist zu erwarten, daß durch jede Veränderung dieses Moleküls, auch wenn es sich nur um den Bruch einiger Wasserstoffbrücken handelt, das formale empfindliche Volumen verändert wird. Die für die Wirksamkeit der absorbierten Energie maßgebenden Mechanismen der Energiewanderung über atomare Distanzen werden durch jede Strukturänderung im molekularen Gefüge beeinflußt. Die Übergangskoeffizienten, die das Maß für die Größe des empfindlichen Volumens sind, sind also kaum immer als gleich für alle Schädigungszustände anzunehmen.

Der allgemeine Ansatz müßte daher der Annahme entsprechen, daß die Übergangskoeffizienten sich voneinander unterscheiden können. Die Übergangsmatrix hat dann folgende Gestalt:

$$A = \begin{pmatrix} -\alpha_0 & 0 & 0 & . & 0 & 0 \\ \alpha_0 & -\alpha_1 & 0 & . & 0 & 0 \\ 0 & \alpha_1 & -\alpha_2 & . & 0 & 0 \\ . & . & . & . & . & . \\ . & . & . & . & . & . \\ 0 & 0 & 0 & . & \alpha_{n-2} & -\alpha_{n-1} \end{pmatrix}. \qquad (14)$$

Man kann zeigen — und der Beweis ist im Anhang (S. 30) ausgeführt —, daß allein schon die Annahme, einer der Übergangskoeffizienten sei kleiner als die übrigen, zu einer Form der Dosiswirkungskurve führt, die durch einen endlichen Wert der Extrapolationsnummer gekennzeichnet ist.

Abb. 5 zeigt am Beispiel eines 4-Treffer-Vorganges, daß die Mehrtrefferkurven umso schneller in einen exponentiellen Teil übergehen, je kleiner ein Übergangskoeffizient im Vergleich zu den übrigen ist. Die sich entsprechend verringernden Werte der Extrapolationsnummer sind in der Abbildung angegeben. Die Kurven sind vom Analogrechner aufgezeichnet (Abb. 5a) und in Abb. 5b in halblogarithmische Darstellung übertragen.

Damit wird aber die Unterscheidung zwischen sogenannten „Mehrtrefferkurven“ und „Mehrbereichskurven“ hinfällig. Während die Treffertheorie Kurven mit endlichen Extrapolationsnummern durch den sogenannten Mehrbereichsansatz deutet, entsprechen nach dem oben Gesagten solche Kurven dem allgemeinen Fall des Mehrtrefferansatzes.

Umgekehrt sind gerade im Falle des Mehrbereichsansatzes die sogenannten Mehrbereichskurven nur zu erwarten, wenn alle zu treffenden

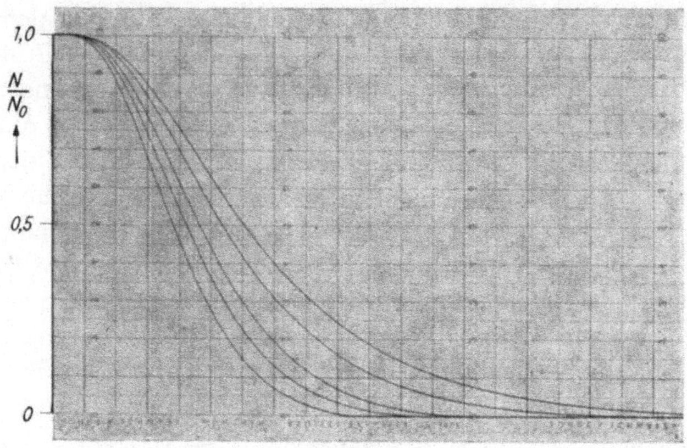

Abb. 5a. Vom Analogrechner aufgezeichnete Mehrtrefferkurven. (Die unterste Kurve ist eine 4-Treffer-Kurve, für die alle Übergangskoeffizienten als gleich angenommen sind. Die anderen Kurven ergeben sich, wenn einer der Übergangskoeffizienten den 0,66-, 0,5-, 0,33-, 0,25fachen Wert der übrigen hat)

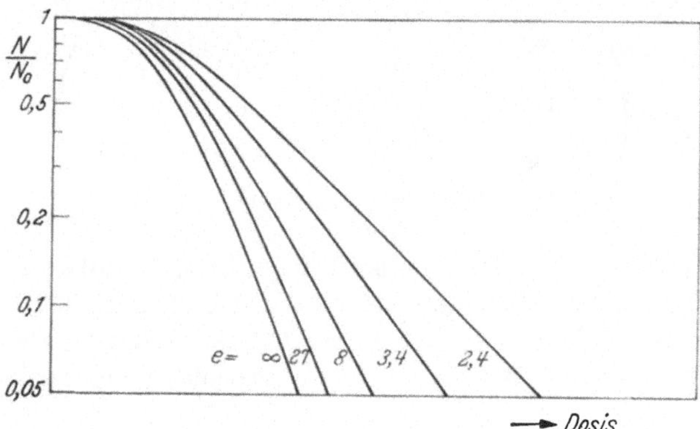

Abb. 5b. Die Kurven von 5a in halblogarithmischer Darstellung. (Der Wert der Extrapolationsnummer e ist an den Kurven notiert)

Bereiche die gleiche Treffwahrscheinlichkeit haben, und dies anzunehmen wäre etwa im Fall der Zelle durch nichts gerechtfertigt.

Auf Grund dieser Feststellung und da es bisher noch in keinem Fall gelungen ist, hypothetische Treffbereiche cytologisch zu identifizieren, kann man auf eine weitere Behandlung des „Mehrbereichsansatzes" verzichten.

Die nächsten Abschnitte befassen sich mit weiteren, die Dosiswirkungsbeziehung beeinflussenden Faktoren. Zunächst wird gezeigt, daß, sobald Erholungsvorgänge oder Restitutionsvorgänge in den Mehrtrefferansätzen berücksichtigt werden, die sigmoiden Dosiswirkungskurven sich noch rascher exponentiellen Kurven anschmiegen, wodurch die generelle Deutung exponentieller Dosiswirkungskurven als Eintrefferkurven schon von der Treffertheorie selbst her in Frage gestellt wird.

3.2. Berücksichtigung des Zeitfaktors

Ist die Schädigung auf irgendeiner Stufe der zum Endeffekt führenden Ursachenkette reversibel, so verringert sich die Wirkung einer Strahlendosis mit Verlängerung der Bestrahlungszeit. In diesem Fall muß als unabhängige Variable wieder die Zeit t an Stelle der Dosis D gewählt werden. Die Übergangsmatrix A bezieht sich also im folgenden auf die Gleichung (2) und (3). Die Erholungsfähigkeit des Systems drückt sich darin aus, daß in der Matrix A Übergangskoeffizienten oberhalb der Diagonalen auftreten.

Swann und Del Rosario schlugen 1931 einen Ansatz zur Berücksichtigung des Zeitfaktors vor. Sie beschränkten sich auf den Fall eines 2-Treffer-Ereignisses und nahmen an, die Reaktion trete nur dann ein, wenn der zweite Treffer so schnell auf den ersten folgt, daß nicht inzwischen eine exponentiell mit der Zeit verlaufende Erholung den Effekt des ersten Treffers rückgängig macht. Die Autoren gelangten zu einer Formel, die zu kompliziert war, als daß sie praktische Bedeutung erlangt hätte.

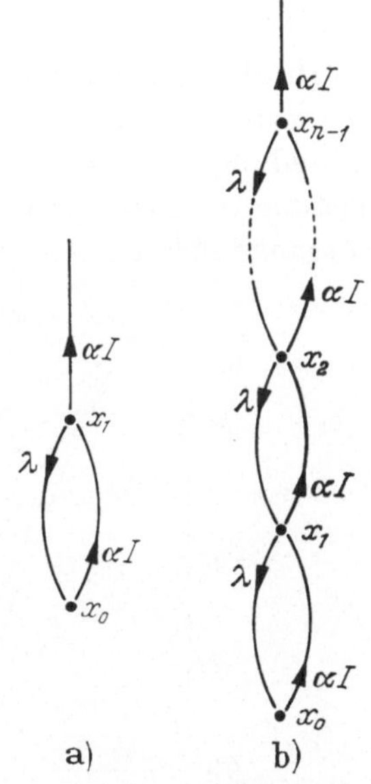

Abb. 6. Schema des Mehrtrefferansatzes unter Berücksichtigung von Erholungsprozessen. *a*) 2-Treffer-Vorgang nach dem Ansatz von Swann und Del Rosario; *b*) n-Treffer-Vorgang

Rajewsky und Dänzer und später in einer verallgemeinerten Form Dittrich haben den Ansatz von Swann und Del Rosario durch vereinfachende Annahmen ersetzt, indem sie annahmen, daß der Testeffekt genau dann eintritt, wenn „n Treffer" innerhalb eines bestimmten Zeitraumes τ erfolgen. Im generellen Schema kann dieser Ansatz nicht dargestellt werden, weil er Zustandsparameter verwendet, die nicht durch die Besetzungszahlen und den Wert der Übergangskoeffizienten gegeben sind. Es handelt sich dann nicht mehr um einen Markoffprozeß. Dieser Ansatz wurde aber auch nur als eine Annäherung für die von Swann und Del Rosario angenommene exponentielle Erholung eingeführt.

In der allgemeinen Schreibweise hat der Ansatz von SWANN und DEL ROSARIO die Form:

$$\frac{d}{dt}\begin{pmatrix} x_0 \\ x_1 \end{pmatrix} = \begin{pmatrix} -\alpha I & \lambda \\ \alpha I & -\alpha I - \lambda \end{pmatrix} \begin{pmatrix} x_0 \\ x_1 \end{pmatrix} \tag{15}$$

entsprechend dem Schema der Abb. 6 a. Dieses Schema ist einfach und läßt sich leicht auf dem Analogrechner darstellen.

Der Ansatz kann gemäß dem Schema der Abb. 6 b verallgemeinert werden. Die zugeordnete Gleichung hat in diesem Fall — und es sind durchaus noch andere Ansätze möglich — die Form:

$$\frac{d}{dt}\vec{x} = \begin{pmatrix} -\alpha I & \lambda & 0 & 0 & . & 0 & 0 \\ \alpha I & -\alpha I - \lambda & \lambda & 0 & . & 0 & 0 \\ 0 & \alpha I & -\alpha I - \lambda & \lambda & . & 0 & 0 \\ . & . & . & . & . & . & . \\ . & . & . & . & . & . & . \\ 0 & 0 & 0 & 0 & . & -\alpha I - \lambda & \lambda \\ 0 & 0 & 0 & 0 & . & \alpha I & -\alpha I - \lambda \end{pmatrix} \cdot \vec{x}\,. \tag{16}$$

In Abb. 7 sind für den Fall eines 3-Treffer-Vorganges die entsprechenden Dosiswirkungskurven vom Analogrechner aufgezeichnet. Aus der Abbildung läßt sich die Abhängigkeit der Kurvenform von der Dosisleistung bzw. von der Geschwindigkeit der Erholungs- oder Restitutionsvorgänge ablesen.

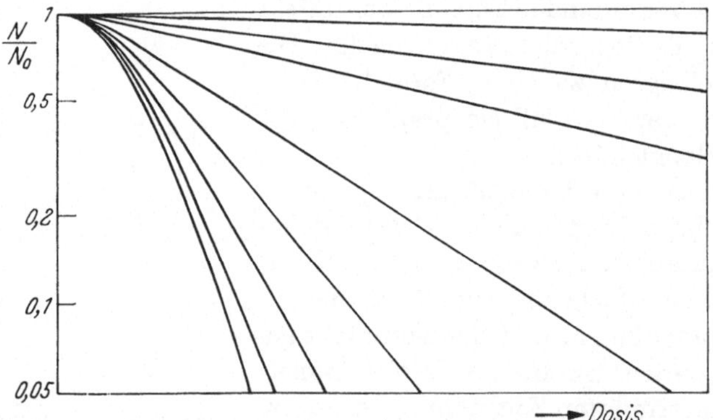

Abb. 7. Auf dem Analogrechner unter Berücksichtigung von Erholungsprozessen abgeleitete Mehrtrefferkurven. 3-Treffer-Vorgang nach dem in 6b aufgezeichneten Schema. Die Kurven entsprechen, von unten nach oben, den Werten $\alpha I/\lambda = \infty$, 1, 0,32, 0,15, 0,075, 0,032, 0,015, 0,0075

Die halblogarithmische Darstellung zeigt, daß sich die Dosiswirkungskurven um so schneller einer Exponentialfunktion anschmiegen, je größer die Rolle der Erholungsvorgänge oder Restitutionsvorgänge ist, und daß die Extrapolationsnummer mit sinkender Dosisleistung nahezu auf den Wert 1 abfällt. Das weist auf die Möglichkeit hin, daß manche der als Eintrefferkurven interpretierten Dosiswirkungsbeziehungen tatsächlich auf einer durch rückläufige Prozesse verschleierten, auch im Einzelobjekt kumulativen Strahlenwirkung beruhen; unter kumulativer Wirkung sei dabei eine Wirkung *am Einzelobjekt* verstanden, die nicht auf einem einzigen Akt der Energieabsorption, sondern auf mehreren Treffern oder einer mit der Dosis kontinuierlich zunehmenden Veränderung beruht.

Im Experiment ist eine Schulter am Anfang der Dosiswirkungskurve schwer nachzuweisen, wenn die Extrapolationsnummer wenig von 1 verschieden ist (s. z. B. Abb. 1). Ein Hinweis auf kumulative Strahlenwirkung aber ist immer dann gegeben, wenn die Steigung einer exponentiellen Dosiswirkungsbeziehung dosisleistungsabhängig ist. Dies ist etwa der Fall bei der Inaktivierung isolierter Zellen durch Bestrahlung mit geringer Dosisleistung oder ausgedehnter Bestrahlungszeit (ELKIND und SUTTON, LAJTHA und OLIVER). Hier sind die für die exponentielle Kurvenform verantwortlichen Erholungsvorgänge auch experimentell faßbar.

Die häufig in der Toxikologie beobachteten exponentiellen Dosiswirkungsbeziehungen schienen trotz ernsthafter biologischer Bedenken (CLARK) lange Zeit zwingend auf die monomolekulare Natur der Inaktivierungsvorgänge hinzuweisen (ARRHENIUS, RAHN, JORDAN). Erst ENGELHARD und HOUTERMANS suchten die exponentiellen Beziehungen zwischen der Einwirkungszeit verschiedener bactericider Agentien und der Überlebensrate der von diesen angegriffenen Bakterien durch das sich während der Einwirkungszeit einstellende Gleichgewicht der Anzahl schädigender Moleküle in kritischen Bereichen des Bakteriums zu deuten. Dieser — wenn auch allzu mechanistische und der komplexen Struktur vitaler Systeme nicht gerecht werdende — Ansatz ist immerhin überzeugender als die Vorstellung der „Vergiftung“ durch ein einzelnes Molekül. Der Versuch, die Zeit- und Konzentrationsabhängigkeit der Wirkung analog dem Ansatz von SWANN und DEL ROSARIO zu beschreiben, konnte aus analytischen Schwierigkeiten damals nur in Näherung durchgeführt werden. Die in Abb. 7 wiedergegebenen Kurven bestätigen aber die Annahme der Autoren, daß sich die Dosiswirkungskurven mit steigender Geschwindigkeit der Erholungsvorgänge rasch exponentiellen Kurven annähern. Auch entspricht die beobachtete Form der Konzentrations-Wirkungs-Kurven den Folgerungen aus dem oben beschriebenen Ansatz. Das Gleichgewicht schädigender und rückläufiger Prozesse könnte also auch für die in der Toxikologie beobachteten Dosiswirkungsbeziehungen eine Rolle spielen.

Läßt jeder mathematische Ansatz der Deutung der zugrunde liegenden Abläufe einigen Spielraum, so kann man doch, um die Terminologie gemäß dem Gesagten zu präzisieren, im graphischen Schema

Rekombinationsvorgänge physiko-chemischer Art und vitale Erholungsvorgänge (Erholung einer Zelle) durch nach unten gerichtete Pfeile, und Regenerationsvorgänge, die im Zuge physiologischen Umsatzes (Zellerneuerung) erfolgen, durch waagrechte Pfeile symbolisieren. Dies ist ausführlicher an anderer Stelle dargestellt (Kellerer und Hug).

3.3. Berücksichtigung der Ionisationsdichte

Über die Natur der kritischen Ereignisse, der sogenannten Treffer, macht die formale Treffertheorie keine Aussagen. Man weiß aber, daß bestimmte Effekte, die bei locker ionisierender Strahlung erst durch das Zusammenwirken mehrerer zeitlich getrennter Absorptionsereignisse zustandekommen, schon durch den Durchgang eines einzelnen oder einiger dicht ionisierender Teilchen ausgelöst werden.

In der Matrixformulierung drückt sich das dadurch aus, daß weiter unterhalb der Diagonale stehende Übergangskoeffizienten auftreten. In der graphischen Darstellung ergeben sich aufwärtsgerichtete Verbindungslinien, die weiter voneinander entfernte Zustandspunkte verbinden. Die errechneten Kurven erhalten dann eine Form, die niedrigeren Treffzahlen entspricht als bei locker ionisierender Strahlung. Von Barendsen et al. wurden neuerdings Experimente an Zellkulturen durchgeführt, die diese Erscheinung demonstrieren.

Auch locker ionisierende Strahlung löst δ-Strahlen aus, die dicht genug ionisieren, um celluläre Objekte in einem einzigen Ereignis zu inaktivieren. Das bedingt eine endliche Anfangsneigung der Dosiswirkungskurve , wie sie bei Versuchen an Zellkulturen auch bei Anwendung locker ionisierender Strahlung beobachtet wird (Elkind und Sutton, Barendsen et al., Sinclair, Bateman et al.). Bildet man die der Kurvenform entsprechende Übergangsmatrix und schließt auch rückläufige Glieder ein, so zeigt sich, daß die Dosiswirkungskurven sich im Einklang mit experimentellen Erfahrungen (Elkind et al., Lajtha und Oliver) mit Ausdehnung der Bestrahlungszeit der Exponentialfunktion annähern, die sie im Anfangspunkt tangiert. Abb. 3a gibt ein Beispiel dieser Dosiswirkungsbeziehungen mit endlicher Anfangsneigung. Es ist allerdings eine noch durchaus offene Frage, ob die endliche Anfangsneigung der Dosiswirkungskurven allein durch Eintreffervorgänge bedingt ist. Im nächsten Abschnitt wird auf eine zweite Möglichkeit hingewiesen.

Allgemein kann man sagen, daß die Annahme gleicher, statistisch unabhängiger Treffer nur eine grobe Näherung ist. Der Einfluß der diskontinuierlichen Natur der Energieabsorption auf die Form der Dosiswirkungskurven kann ohne Kenntnis der Mikroverteilung der absorbierten Energie nicht erfaßt werden.

Berücksichtigt man die Verschiedenartigkeit der einzelnen Absorptionsereignisse, so nimmt die Matrixgleichung (8) folgende Form an:

$$\frac{d}{dt}\begin{pmatrix} x_0 \\ x_1 \\ x_2 \\ x_3 \\ \cdot \\ \cdot \\ x_{n-1} \end{pmatrix} = \begin{pmatrix} -\Sigma f_i & 0 & 0 & \cdot & \cdot & 0 \\ f_1 & -\Sigma f_i & 0 & \cdot & \cdot & 0 \\ f_2 & f_1 & -\Sigma f_i & \cdot & \cdot & 0 \\ f_3 & f_2 & f_1 & \cdot & \cdot & 0 \\ \cdot & \cdot & \cdot & \cdot & \cdot & \cdot \\ \cdot & \cdot & \cdot & \cdot & \cdot & \cdot \\ f_{n-1} & f_{n-2} & f_{n-3} & \cdot & \cdot & -\Sigma f_i \end{pmatrix}\begin{pmatrix} x_0 \\ x_1 \\ x_2 \\ x_3 \\ \cdot \\ \cdot \\ x_{n-1} \end{pmatrix}. \quad (17)$$

Dabei entsprechen diejenigen Matrixelemente, die weiter unterhalb der Diagonale stehen, Übergängen zwischen nicht unmittelbar benachbarten Schädigungszuständen. Setzt man die Treffereignisse mit Ionisationen in einem empfindlichen Bereich gleich, so ist f_i die Wahrscheinlichkeit, daß ein Absorptionsereignis genau i Ionisationen im kritischen Bereich auslöst.

Wohlgemerkt ist Gl. (17) nicht aequivalent den numerischen Berechnungen, die in neueren Arbeiten von Fowler zu finden sind. Fowlers Berechnungen entsprechen der einfachen Gl. (8) mit modifizierten Anfangsbedingungen gemäß Gl. (13). Die Lösung der Gl. (17) ist demgegenüber wesentlich komplizierter. Trotzdem ist die mathematische Behandlung der Gleichung, die ja durch automatische Rechner gelöst werden kann, nicht die eigentliche Schwierigkeit. Diese liegt in der Bestimmung des Spektrums der f_i, d. h. der relativen Häufigkeiten der verschiedenen Absorptionsereignisse im hypothetischen Treffbereich. Insbesondere für Bereiche molekularer oder makromolekularer Größe besitzt man zu wenig Daten. Für größere Volumina von beispielsweise 1 μ Durchmesser dagegen ist eine quantitative Behandlung möglich. Allerdings hat man es dann mit so vielen Ionisationen pro Absorptionsereignis zu tun, daß die Anzahl der Zustandspunkte im graphischen Schema zu groß wird. Der mathematische Formalismus ist dann zu modifizieren, man arbeitet besser mit der kontinuierlichen Variablen „lokale Energiedichte" statt mit der diskreten Variablen „Anzahl der Ionisationen". Die Überlegungen berühren sich hier mit neueren Arbeiten von Rossi u. Mitarb. über die Verteilungen der „lokalen Energiedichte" bei den verschiedenen Strahlenarten. Die damit zusammenhängenden Fragen werden in Teil III ausführlich behandelt.

Zusammenfassend ist festzustellen, daß die konventionellen Modelle der Treffertheorie, wenn man nur einige willkürliche Voraussetzungen fallen läßt, nicht auf Grund der Dosiswirkungsbeziehung unterscheidbar sind; um so weniger kann man, wenn man auch noch die komplizierenden Faktoren: biologische Variabilität, rückläufige Prozesse und Mikroverteilung der absorbierten Energie, berücksichtigt, aus der Kurvenform auf den Inaktivierungsmodus schließen. Es hat also insbesondere keinen Sinn, noch kompliziertere Modelle als die hier erwähnten, beispielsweise solche, die mehrere Treffbereiche mit unterschiedlichen Treffzahlen postulieren, zu diskutieren. Die bisherigen Überlegungen haben also zunächst ein negatives Ergebnis. Andererseits bieten sie jedoch die mathematischen Hilfsmittel für künftige Untersuchungen, die von vornherein auf die Analyse der Kinetik der Strahlenwirkung abgestellt sind. Darüber hinaus geben sie den Anstoß, neue Wege zur Auswertung der Dosiswirkungsbeziehungen zu suchen.

Man kann in zwei verschiedenen Richtungen fortschreiten. Es ist möglich, allgemeine Beziehungen zu finden, die gültig sind ohne Rücksicht auf die komplizierenden Faktoren in den möglichen hypothetischen Modellen. Dies wird in den Teilen II und III der vorliegenden Studie gezeigt. Man kann aber auch versuchen, eine einfache, mehr vom Biologischen ausgehende Deutung der Dosiswirkungskurven zu geben. Dies geschieht im folgenden Abschnitt.

4. Allgemeine Deutung der Dosiswirkungsbeziehungen

Es zeigte sich, daß in den üblichen Ansätzen weit mehr freie Parameter stecken als üblicherweise berücksichtigt werden. Das schränkt die praktische Brauchbarkeit des Formalismus ernstlich ein; der Grundgedanke der Treffertheorie, daß die Dosiswirkungskurven im wesentlichen durch die zufällige Natur der Energiedeposition bestimmt sind, wird dadurch jedoch nicht in Frage gestellt. Es bleibt uns aber nicht erspart, auch diese Vorstellung zu überprüfen, bevor wir im folgenden eine weniger präsumptive und mehr biologisch orientierte Interpretation der Dosiswirkungsbeziehungen versuchen.

In den wohlbekannten Diskussionen der letzten Jahrzehnte wurde den Treffermechanismen die sogenannte biologische Variabilität als Alternative gegenübergestellt. Während die biologische Variabilität wenigstens in gewissen Fällen als entscheidender Faktor ausgeschlossen werden kann und auch insofern eher als ein Störfaktor zu betrachten ist, als man ihren Einfluß durch Verbesserung der Versuchstechnik in vielen Fällen zurückdrängen kann, haben wir im folgenden einen Aspekt zu betonen, der allen vitalen Systemen als ein wesentliches, nicht eliminierbares Charakteristikum eignet, und den wir als *Stochastik der vitalen Prozesse* bezeichnen werden.

Die Vorstellung, daß die stochastische Natur der Strahlenwirkung die Zufälligkeit der Energieabsorption widerspiegelt, war in vielen Fällen erfolgreich. Sie ist auch heute, nachdem die Treffertheorie auf Grund neuer Beobachtungen manche Modifikation erfahren hat, gerechtfertigt und zur Deutung von Wirkungskurven ausreichend, wenn immer die Größe des bestrahlten Objektes und die Vorgänge der Energieabsorption eine derart ungleiche Verteilung der wirksamen Energie bedingen, daß sich daraus zwanglos die statistische Streuung des Effektes ableiten läßt. Dies ist der Fall bei der Einwirkung aller Arten ionisierender Strahlung auf Objekte molekularer und makromolekularer Größe einschließlich mancher Virusarten und einschließlich gewisser genetischer Strukturelemente sowie auch bei Einwirkung dicht ionisierender Strahlen, wie α-Strahlen oder Neutronenstrahlung, auf einzelne Zellen. Man darf aber nicht deshalb verallgemeinernd schließen, daß in allen Fällen die statistische Natur des Effektes allein auf Zufallstreffern in einzelnen oder einigen hypothetischen Untereinheiten der Zelle beruht; insbesondere bei der Wirkung locker ionisierender Strahlung auf Zellen oder multicelluläre Organismen ist dies nicht gesichert. Es bestehen verschiedene Einwände: Außer im Fall genetischer Strahlenwirkung ist es bisher nicht gelungen, die hypothetischen Treffbereiche cytologisch aufzuweisen. Wo in der Zelle ist das makromolekulare Zentrum, das über Leben und Tod bestimmt? Man kann kaum annehmen, daß die Energiedeposition in allen übrigen Teilen der Zelle irrelevant ist. Die allgemeine Toxikologie gibt Beispiele exponentieller Dosiswirkungsbeziehungen in Fällen, in denen ein Eintreffermechanismus oder eine monomolekulare Wirkung auszuschließen ist. Schließlich verläuft auch die Inaktivierung mancher Bakterien durch Überhitzung scheinbar als Eintreffervorgang; es wäre eine höchst gekünstelte Annahme, in solchen Fällen einzelne „Wärmequanten" für den Effekt verantwortlich zu machen. Daher drängt sich die Frage geradezu auf, ob nicht auch andere stochastische Faktoren als nur die Quantenhaftigkeit der Energieabsorption für die Zufälligkeit des Effektes verantwortlich sind.

Die Alternative zur treffertheoretischen Interpretation beruht auf der Vorstellung der allgemeinen Pathologie, daß das homoeostatische, durch zahlreiche Reglermechanismen aufrechterhaltene System der Zelle auch spontan mit einer gewissen Wahrscheinlichkeit entgleisen kann. Diese Wahrscheinlichkeit wird durch eine schädigende Einwirkung vorübergehend oder auch dauernd erhöht. Die primären physikalischen oder physiko-chemischen Veränderungen stoßen dabei die Vorgänge lediglich an, die im Zusammenspiel der zahlreichen Komponenten des Systems schließlich zum biologisch manifesten Effekt führen können; nur im Falle eines sehr massiven Schadens ist der Effekt schon von der untersten Stufe an determiniert. Alle Zufallsfaktoren, die an späteren Gliedern der Ursache-Wirkungs-Kette angreifen, fassen wir unter dem Begriff Stochastik der vitalen Prozesse zusammen.

Die durch die aufwärts gerichteten Pfeile in unseren graphischen Schemata symbolisierten Vorgänge sind also nicht stets mit den primären

Akten der Energiedeposition gleichzusetzen, sondern können auch Schädigungsphasen symbolisieren, die nach der initialen Störung von den Einheiten durchschritten werden. Dies geht auch schon daraus hervor, daß die Form der durch kurzzeitige Bestrahlung von Zellkulturen gewonnenen Dosiswirkungskurven in mannigfaltiger Weise von Stoffwechselzustand und Milieu und damit von den langsam ablaufenden vitalen Prozessen abhängt. Da nach Abb. 4 die Kurvenform nur dann merkbar durch rückläufige Prozesse beeinflußt wird, wenn diese mindestens ebenso schnell wie die aufwärtsgerichteten Prozesse ablaufen, so müssen auch die aufwärtsgerichteten Prozesse langsam gegenüber den primären Vorgängen der Energieabsorption sein.

Identifiziert man die aufwärtsgerichteten Übergänge aber nicht mit den primären physiko-chemischen Ereignissen, so kann auch nicht mehr die Vorstellung ausschließlich diskreter Schädigungsschritte aufrechterhalten werden, d. h. man hat es nicht mehr mit einer Kette weniger Zustandspunkte zu tun. Weiter ist es dann nicht mehr sinnvoll anzunehmen, der Eintritt des Testeffektes müsse ausgerechnet vom obersten Zustand der Vorschädigung aus erfolgen. Statt den Zuständen mit weniger als „*n* Treffern“ die Wahrscheinlichkeit 0 und dem Zustand „*n* Treffer“ die Wahrscheinlichkeit 1 für den Eintritt des Beobachtungseffektes zuzuordnen, muß man annehmen, einem jeden labilisierten Zustand des Objektes sei eine erhöhte Wahrscheinlichkeit für den Eintritt des Testeffektes zugeordnet und diese Wahrscheinlichkeit nehme zu mit wachsender Vorschädigung.

Es können auch kompliziertere Schädigungsketten im graphischen Schema aufgezeichnet werden, und man erhält stets bei Berücksichtigung rückläufiger Prozesse Dosiswirkungsbeziehungen, die in exponentielle Kurven übergehen. Da die Anzahl der freien Parameter in einem solchen Ansatz aber — unabhängig davon, ob er treffertheoretischer Natur ist oder einer generellen Deutung entspricht — allzu groß ist, muß im allgemeinen auf ein detailliertes Modell verzichtet werden.

Stehen keine zusätzlichen, über die Kenntnis der Dosiswirkungsbeziehung hinausgehenden Kriterien zur Verfügung, hat man sich daher auf eine phänomenologische Beschreibung zu beschränken. Man kann die Zustände des Beobachtungsobjektes vor Erreichung des Testeffektes in einem einzigen Zustandspunkt zusammenfassen, wie es den Möglichkeiten der experimentellen Beobachtung entspricht; entsprechend hat man es dann mit einem einzigen Übergangsschritt zu tun, der dem Eintritt des Testeffektes entspricht. Der dosisabhängige Übergangskoeffizient $R(D)$ sei als Reaktivität bezeichnet:

$$\frac{d}{dD}\frac{N}{N_0} = -R(D)\frac{N}{N_0}, \text{ und folglich } R(D) = -\frac{d\ln N}{dD}\,. \qquad (18)$$

In der halblogarithmischen Darstellung ist also $R(D)$ gleich der Neigung der Dosiswirkungskurve bei der Dosis D.

Falls die Reaktivität eine Konstante über den ganzen Dosisbereich ist, ergeben sich exponentielle Dosiswirkungsbeziehungen; steigt $R(D)$ mit der Dosis an, so entsprechen dem sigmoide Dosiswirkungskurven. Die Deutung der Größe $R(D)$ ist an anderer Stelle ausführlich behandelt (Hug und Kellerer). Es seien jedoch hier die wesentlichen Gedanken unter besonderer Berücksichtigung des Falles konstanter Reaktivität wiedergegeben. Exponentielle Dosiswirkungskurven werden als unmittelbarster Ausdruck der quantenhaften Natur der Energiedeposition angesehen. Es konnte aber bereits gezeigt werden, daß nicht einmal diese Kurven eine Entscheidung darüber zulassen, ob sie überhaupt Ausdruck von Treffermechanismen sind.

Wir stellten fest, daß ein vitales System auch spontan mit einer gewissen Wahrscheinlichkeit entgleisen kann. Insbesondere stellen Phasen erhöhter physiologischer Belastung, wie etwa die Zellteilung, kritische Vorgänge dar, bei denen ein Versagen stets möglich ist. Auch ohne Bestrahlung bilden in einer invitro-Kultur von isolierten Säugetierzellen einige Prozent der Zellen keine Kolonie. Durch die Bestrahlung wird die an sich schon vorhandene Entgleisungswahrscheinlichkeit erhöht.

Rajewsky (1931, 1934) hat zwar nachdrücklich das Zusammenwirken sehr vieler schädigender strahlungschemischer Veränderungen in der Zelle als „chemischen Treffer" dem von Crowther postulierten empfindlichen Bereich gegenübergestellt. Dieser Aspekt trat jedoch gegenüber der immer weiter ausgebauten Treffbereichshypothese in den Hintergrund. Man kann den allgemeineren Ausdruck „disperse Vorschädigung" wählen (Hug und Kellerer), um, etwa entsprechend dem im angelsächsischen Schrifttum gebrauchten Begriff "physiological damage", jene Zellschädigungen zu bezeichnen, die nicht auf lokalisierte Veränderungen, vor allem an den genetischen Strukturen, zurückzuführen sind. Wenn man sich dabei auch zunächst auf komplexe celluläre Effekte, wie den Zelltod bezieht , bleibt doch zu erwägen, ob nicht auch ein Teil der Vorgänge, bei denen lokale Treffer die nächstliegende Erklärung sind, auf dem Umweg über eine disperse Vorschädigung des cellulären Systems zustande kommt. Mit anderen Genetikern nimmt Kimball auf Grund seiner Studien an Paramaecien eine Vorschädigung (initial damage) an, die erst während einer „intermediären Phase" zur Mutation (terminal event) führt. Möglicherweise können Mutationen durch eine zunächst nicht streng lokalisierte Schädigung des Stoffwechsels oder des Zell-Lebens im ganzen zustande kommen.

Die disperse funktionelle Vorschädigung kann in der Inaktivierung einer für das Zell-Leben bedeutsamen Substanz bestehen oder auch physikalisch-chemischer Natur sein und etwa durch Alteration der

Zellmembranen oder gleichartiger intracellulärer Strukturen zustande kommen. Die Stabilität der Zelle ist gegeben durch das ordnungsgemäße Zusammenspiel einer äußerst großen Zahl von Funktionseinheiten und man kann annehmen, daß eine Dosis D dieses Zusammenspiel stört und dadurch für eine gewisse Dauer nach Bestrahlung eine Versagensrate $s(t, D)$ induziert (spontanes Versagen bleibe der Einfachheit halber unberücksichtigt, so wie üblicherweise auch die Dosiswirkungsbeziehungen auf 100% Überlebensrate für die Dosis $D = 0$ normiert werden). Es gilt also:

$$\frac{d}{dt} \ln \frac{N}{N_0} = -s(t, D) \tag{19}$$

und folglich:

$$\frac{N}{N_0} = e^{-\int s(t,D)\,dt} \quad \text{(Integration über die Beobachtungszeit nach Bestrahlung)} \tag{20}$$

Häufig ist anzunehmen, daß die initiale Schädigung proportional der Dosis ist; so erfolgt beispielsweise die Inaktivierung von Enzymen sowie von Nucleinsäuren in vitro exponentiell, jedoch mit so großen Halbwertsdosen, daß man sich bei den Dosen, die zur Abtötung vitaler Einheiten nötig sind, noch im linearen Teil der Exponentialfunktionen befindet. Auch von geringen Verschiebungen der bioelektrischen Potentiale und spezifischer Permeabilitätskonstanten und den dadurch bedingten Veränderungen der stofflichen Konzentrationen kann man zunächst einmal annehmen, daß sie proportional der Dosis sind. Durch diese dosisproportionalen Störungen wird für jeden der äußerst zahlreichen und auf dem Synergismus vieler Komponenten beruhenden Schritte, die etwa während der Mitose ablaufen, eine gewisse Versagenswahrscheinlichkeit hervorgerufen. Wenn für jeden einzelnen Schritt die Versagenswahrscheinlichkeit gering ist, und man sich gleichzeitig die Zeiteinheit so klein gewählt denkt, daß in ihr nur wenige Schritte ablaufen, so kann man die Potenzreihe in D, die $s(t, D)$ angibt,

$$s(t, D) = s_1(t) D + s_2(t) \cdot D^2 + \cdots \tag{21}$$

mit dem ersten Glied abbrechen und erhält:

$$s(t, D) = s_1(t) \cdot D\,. \tag{22}$$

Die durch das zeitliche Integral über $s(t \cdot D)$ bestimmte Versagenswahrscheinlichkeit während des ganzen Beobachtungsintervalls kann dann trotz der geringen Versagenswahrscheinlichkeit für jeden Einzelschritt hohe Werte annehmen, und man erhält eine exponentielle Dosiswirkungsbeziehung:

$$\frac{N}{N_0} = e^{-\int s_1(t)\,dt \cdot D} = e^{-R \cdot D}, \text{ mit } R = \int s_1(t)\,dt\,. \tag{23}$$

Die Reaktivität ist also nur dann, wenn wirklich ein begründeter Hinweis auf einen Eintreffermechanismus vorliegt, als das Produkt von Trefferwahrscheinlichkeit und Wirkwahrscheinlichkeit anzusehen. In den übrigen Fällen ist sie, wie in (21), lediglich als der Faktor zu betrachten, der die Dosis mit der durch die disperse Vorschädigung hervorgerufenen Entgleisungswahrscheinlichkeit verbindet; sie ist also im allgemeinen ebensowohl Ausdruck der stochastischen Natur der vitalen Prozesse wie der stochastischen Natur der Energiedeposition.

Die eben besprochenen Voraussetzungen werden häufig nicht erfüllt sein; ein konstanter Wert der Reaktivität ist daher nicht stets zu erwarten. Eine kritische Substanz mag in der Zelle im Überschuß vorhanden sein, so daß ihre Inaktivierung erst von einem gewissen Grad ab für die Zelle nachteilig wird. Ein Glied einer Reaktionskette werde zwar linear mit der Dosis inaktiviert; der terminale Umsatz, dessen Verminderung der dispersen Vorschädigung der Zelle im ganzen entspricht, kann aber entsprechend der Kettenlänge weitgehend stabilisiert sein, wie PAULY und RAJEWSKY sowie HARDER und HUG an bestrahlten Enzymsystemen zeigen konnten. Der Ausfall einzelner Funktionskomponenten kann in anderer und komplizierterer Art kompensierbar sein. Außerdem kann die Schädigung einzelner kritischer Elemente zu einer Entgleisungswahrscheinlichkeit führen, die groß gegenüber der Entgleisungswahrscheinlichkeit der übrigen Elemente und nicht mehr klein gegen 1 ist.

In allen diesen Fällen ist eine Näherung, die sich auf lineare Glieder beschränkt, nicht mehr gerechtfertigt, und es ist zu erwarten, daß sich die Reaktivität R mit zunehmender Dosis erhöht.

Wie an anderer Stelle (HUG und KELLERER) näher ausgeführt, kann — soweit man einmal vom Einfluß einer Variabilität der Empfindlichkeit und der Inhomogenität der Energieverteilung auf die einzelnen Objekte absieht — die sigmoide Kurvenform allgemein als Ausdruck einer „Kompensationsfähigkeit" angesehen werden, die sich unter Bestrahlung erschöpft. In gewissen Fällen hat dieser Begriff schon jetzt konkreten Bedeutungsinhalt.

Die Reaktivität R nimmt bei den verschiedenen sigmoiden Dosiswirkungskurven in unterschiedlicher Weise mit der Dosis zu. Wählen wir als ein Beispiel die experimentellen Daten von ELKIND und SUTTON für bestrahlte Zellkulturen aus dem Lungengewebe des chinesischen Hamsters (Abb. 3a), so können wir diese Daten durch die Annahme deuten, daß $R(D)$ mit wachsender Dosis exponentiell einem Grenzwert zustrebt; wir können dann also von einem exponentiellen Verlust der Kompensationsfähigkeit sprechen.

Die Annahme drückt sich durch folgende Formel aus:

$$R(D) = -\frac{d \ln N}{dD} = (R' - K_0 \exp(-\gamma D)), \tag{24}$$

wobei R' der asymptotische Maximalwert der Reaktivität ist, während K_0 die anfängliche Kompensationsfähigkeit darstellt. γ gibt an, wie schnell die Kompensationsfähigkeit mit der Dosis abnimmt.

Durch Integration gelangt man zur Dosiswirkungsbeziehung:

$$\ln\frac{N}{N_0} = -R'D + \frac{K_0}{\gamma}(1 - \exp(-\gamma D)), \tag{25}$$

oder:

$$\frac{N}{N_0} = \exp\left(-R'D + \frac{K_0}{\gamma}(1 - \exp(-\gamma D))\right). \tag{26}$$

Eine dieser Gleichung entsprechende Kurve ist im Einklang mit den in Abb. 3a wiedergegebenen experimentellen Daten.

Es mag hier bemerkt werden, daß die Ableitung dieser Gleichung durch HAYNES unabhängig und in sehr ähnlicher Weise wiederholt wurde. Wo wir den Ausdruck Kompensationsfähigkeit wählten, spricht HAYNES, der sich insbesondere auf die Inaktivierung von Bakterien bezieht, von Reaktivierungsmechanismen.

Man könnte natürlich auch annehmen, daß die Reaktivität linear mit der Dosis ansteigt; eine entsprechende Dosiswirkungsbeziehung fand in einigen Fällen SINCLAIR. Letzteres ist übrigens sowohl ein Sonderfall des exponentiellen Ansteigens der Reaktivität, als auch ein Sonderfall der sogenannten Weibull-Verteilung, die häufig als Verteilungsfunktion der Lebensdauer technischer Objekte beobachtet wird (WEIBULL, KAO); die Weibull-Verteilung ergibt sich, wenn die Reaktivität eine Potenzfunktion in D ist. Diese Einzelheiten haben jedoch geringen heuristischen Wert, solange die betreffenden Ansätze keine biophysikalische oder biochemische Deutung erlauben.

Es ist trotzdem nicht ganz unbegründet, daß im obigen Ansatz einfach ein exponentieller Verlust der Kompensationsfähigkeit mit der Dosis angenommen wurde. Solange es nicht möglich ist, die einzelnen für das Ansteigen der Reaktivität verantwortlichen Faktoren und ihr Zusammenspiel quantitativ zu fassen, kann man sie nur summarisch in einem einfachen Modell berücksichtigen.

Um die Mannigfaltigkeit der ineinanderspielenden Faktoren zu verdeutlichen, werden wir etwas ausführlicher auf einen zusätzlichen Aspekt eingehen, der eng mit dem in diesem Abschnitt herausgestellten Begriff „biologische Stochastik“ verbunden ist und einen „Kompensationsmechanismus“ darstellt, der nicht mit den bereits erwähnten chemischen oder biochemischen Faktoren zusammenhängt.

Bei den Bestrahlungsversuchen an in vitro-Kulturen isolierter Säugetierzellen, insbesondere bei Verwendung locker ionisierender Strahlung, stellt man fest, daß auch die geschädigten Zellen noch fähig sind, sich einige Male zu teilen. Man könnte sich nun nach den weiter oben angeführten Überlegungen vorstellen, daß die Erfolgswahrscheinlichkeit für die einzelne Zellteilung exponentiell mit der Dosis abnimmt, und zwar nicht in Folge von Eintreffervorgängen, sondern als Ausdruck einer dispersen Schädigung und einer entsprechend erhöhten Labilität. Trotzdem wird man dann eine sigmoide Dosiswirkungskurve erhalten, und der Grund dafür ist allein der, daß das experimentelle Kriterium nicht die Fähigkeit der Zelle ist, eine einzelne Mitose zu durchlaufen, sondern ihre Fähigkeit, eine Kolonie von beispielsweise 50 Zellen zu bilden.

Um dies verständlich zu machen, werden wir zwei einfache Fälle diskutieren. Zunächst kann die konventionelle Vorstellung, daß die Aktivität oder Inaktivität der Zelle allein durch die primären Akte der Energieabsorption bestimmt sei, ausgeschlossen werden. Es ist offenbar nicht so, daß die geschädigte Zelle zunächst ungestörte Reduplikation zeigt und daß dann entweder alle aus ihr hervorgegangenen Zellen untergehen oder sich alle weitervermehren; stattdessen beobachtet man während der Mitosen, die der Bestrahlung folgen, eine unregelmäßige und bisher nicht quantitativ untersuchte Verteilung von Versagern unter den Abkömmlingen der bestrahlten Mutterzelle. Daß dies so ist, und also die alte deterministische Vorstellung eine allzu grobe Vereinfachung ist, geht auch schon daraus hervor, daß selbst ohne Bestrahlung immer ein gewisser Bruchteil aller Mitosen Versager sind. Solche Zufälligkeiten müssen bei zahlreichen physiologischen und pathologischen Prozessen, wie etwa dem Angehen eines Tumors nach Überimpfung maligner Zellen oder bei der Metastasenbildung aus einem Primärtumor oder schließlich bei jeder Tumorbildung nach dem initialen cellulären Ereignis, eine Rolle spielen. Till et al. haben die Bildung makroskopischer Kolonien injizierter Stammzellen des hämopoietischen Systems in der Milz von Mäusen untersucht und die Zufälligkeit der Kolonienbildung als "birth and death process" beschrieben. Die spontane Versagensrate, die auch bei sehr guter Versuchstechnik immer einige Prozent beträgt, und die allein schon auf die Notwendigkeit einer stochastischen Behandlung hinweist, soll jedoch für die folgenden, nur qualitativen Überlegungen vernachlässigt werden.

Die Bestrahlung erhöht die Versagenswahrscheinlichkeit in den folgenden Teilungen; über Dauer, zeitlichen Verlauf und Dosisabhängigkeit der Labilisierung ist aber noch zu wenig bekannt, und wir müssen uns daher auf einige Näherungsannahmen beschränken. Da es uns lediglich um eine Veranschaulichung geht, sehen wir auch von der ungleichmäßigen Verteilung der absorbierten Energie auf die biologischen Einheiten ab. Die diskutierten Fälle werden ebenso Sonderfälle sein, wie die treffertheoretischen Ansätze es sind; in Wirklichkeit überlagern sich die verschiedenen Aspekte.

Der einfachste Fall wäre es, wenn nach Bestrahlung etwa eine Teilung ungestört verliefe, und es sich dann in der zweiten Teilung entschiede, ob die Zellen versagen oder weiterbestehen. Nehmen wir an, die Erfolgswahrscheinlichkeit für diese Teilung nehme exponentiell mit der Dosis ab, sei also $p = \exp(-\alpha D)$. Da beide bereits gebildeten Zellen versagen müssen, damit sich keine Kolonie bildet, ist die Versagenswahrscheinlichkeit gleich $(1-p)^2 = (1-\exp(-\alpha D))^2$, d. h. es ergibt sich eine sogenannte 2-Bereichs-Kurve als Dosiswirkungsbeziehung. Ganz analog resultieren Mehrbereichskurven höherer Ordnung, falls die kritische Phase erst in einer späteren Teilung liegt. Dieser, sicher sehr unrealistische, Ansatz wurde erwähnt, da er zeigt, daß es eine Art von Kompensationsmechanismus darstellt, wenn die Schädigung erst in einer späteren Teilung auftritt; bei nicht zu großer Versagenswahrscheinlichkeit wird das Ausfallen einer Zelle durch das Weiterwachsen der bereits vorhandenen Schwesterzellen „kompensiert".

Da durch Einzelbeobachtungen von Mikrokolonien der Verlauf der Versagensrate nach Bestrahlung beobachtet werden kann, und da solche über die Aufnahme von Dosiswirkungskurven hinausgehenden Untersuchungen in Zukunft sicher verstärkte Bedeutung gewinnen werden, sei der obige allzu vereinfachte Ansatz durch eine wenigstens etwas realistischere Behandlung ersetzt. Die Analyse komplizierterer Fälle ergibt sich dann durch naheliegende Verallgemeinerung des mathematischen Formalismus.

Es sei angenommen, daß die Bestrahlung eine während der ganzen Beobachtungsdauer andauernde Erhöhung der Entgleisungswahrscheinlichkeit bewirkt. Wie groß ist die Wahrscheinlichkeit dafür, daß aus einer Zelle eine Kolonie von K Zellen entsteht, wenn die Erfolgswahrscheinlichkeit für jede einzelne Teilung gleich p ist? Wir können die Frage etwas allgemeiner beantworten, als sie gestellt ist. Wenn die Erfolgswahrscheinlichkeit pro Mitose gleich p ist, so ist die Wahrscheinlichkeit $p_{K,N}$, daß N Zellen zu einer Kolonie von K Zellen weiterwachsen, gegeben durch:

$$p_{K,N} = \frac{\varrho^K - \varrho^{K-N}}{\varrho^K - 1}\,; \text{ wobei } \varrho = \frac{p}{1-p} \tag{27}$$

als Abkürzung eingeführt ist.

Insbesondere ist also die Wahrscheinlichkeit, daß aus einer einzelnen Zelle eine Kolonie von K Zellen wird, gleich:

$$p_K = \frac{\varrho^K - \varrho^{K-1}}{\varrho^K - 1}\,. \tag{28}$$

Man kann sich dieses Resultat leicht klarmachen. Gehen wir von einer bestimmten Zellzahl aus, so verändert sich diese Zahl in diskreten Ereignissen; und zwar vermindert sie sich bei einem Ereignis mit der Wahrscheinlichkeit $(1-p)$ um eins (Absterben einer Zelle), mit der Wahrscheinlichkeit p erhöht sie sich um eins (erfolgreiche Mitose). Man kann den Vorgang in folgendem Schema andeuten:

$$\begin{array}{c} 1-p \quad p \\ 0 \;\; 1 \;\; 2 \;\; 3 \;\; 4 \;\; \cdots\cdots \;\; \nu-1 \;\; \nu \;\; \nu+1 \;\; \cdots\cdots \;\; \text{Zellzahl} \end{array} \tag{29}$$

Der Zustandspunkt wandert in einzelnen Schritten, erreicht er einmal den Zustand 0, so ist sein Weg beendet, alle Zellen sind abgestorben. Wie groß ist die Wahrscheinlichkeit, daß der Punkt den Zustand K erreicht? Dieses Problem wird in der Wahrscheinlichkeitstheorie als "gambler's ruin" bezeichnet; es ist in der Literatur ausführlich behandelt*. Um die obigen Resultate zu begründen, genügt es jedoch, die folgenden Rekursionsformeln anzugeben:

$$p_{2,1} = p\,, \tag{30}$$

$$p_{K,N} = (1-p)\,p_{K,N-1} + p\cdot p_{K,N+1} \tag{31}$$

$$p_{K+1,N} = p_{K,N}\cdot p_{K+1,K}\,. \tag{32}$$

Man überzeugt sich leicht von der Gültigkeit dieser Formeln, und ebenso leicht davon, daß die in (27) und (28) angegebenen Lösungen den Rekursionsformeln genügen. Die Lösungen sind also korrekt.

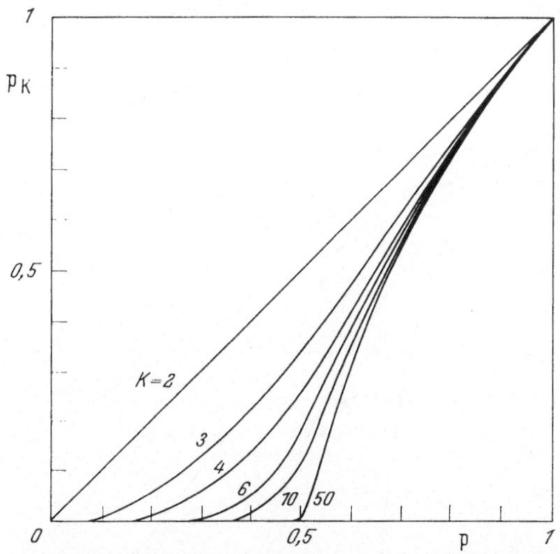

Abb. 8. Die Wahrscheinlichkeit p_K dafür, daß aus einer Zelle eine Gruppe von wenigstens K Zellen entsteht, in Abhängigkeit von der Erfolgswahrscheinlichkeit p in der einzelnen Teilung

Die Wahrscheinlichkeiten p_K sind in der Abb. 8 als Funktionen der Erfolgswahrscheinlichkeit p in der einzelnen Mitose aufgezeichnet. Man erkennt, daß die Fähigkeit zur Bildung einer Makrokolonie sehr rapid abnimmt, wenn p geringer als 1 wird. Für $p = 0{,}5$ ist p_{50} praktisch gleich null, d. h. jeder Zellklon muß bei $p = 0{,}5$ schließlich absterben.

Man erkennt aus der Abb. 8 auch, daß es sehr wohl von Bedeutung für die Form der Dosiswirkungskurve sein kann, wie hoch die spontane

* Siehe z. B. FELLER.

Erfolgsrate der unbestrahlten Zellen ist. Dieser Faktor wird im allgemeinen nicht berücksichtigt; für die Dosis null wird die Überlebensrate willkürlich auf den Wert eins normiert. Die Kurve für p_{50} verläuft jedoch um so steiler, je geringer der Ausgangswert der Erfolgswahrscheinlichkeit ist. Sind p und p_{50} nahezu gleich 1, so entspricht einer strahleninduzierten Verringerung von p eine etwa ebensogroße Verringerung von p_{50}; sind p und p_{50} dagegen beträchtlich kleiner als 1, so entspricht einer Verringerung von p eine viel ausgeprägtere Verringerung von p_{50}. Dies könnte eine Erklärung dafür sein, daß die einzelnen Autoren so unterschiedliche Anfangsneigungen bei den an Zellkulturen ermittelten Dosiswirkungskurven erhalten. Man müßte in künftigen Experimenten darauf achten, welche Korrelation zwischen spontaner Versagensrate und Anfangsneigung der Dosiswirkungskurve besteht.

Von Interesse in unserem Zusammenhang ist insbesondere, daß gemäß Abb. 8 eine Dosiswirkungskurve bei hohen Dosen um so jäher abfällt, je höher man die kritische Zellzahl K ansetzt. Dies gilt ohne Rücksicht darauf, wie die Entgleisungswahrscheinlichkeit in der einzelnen

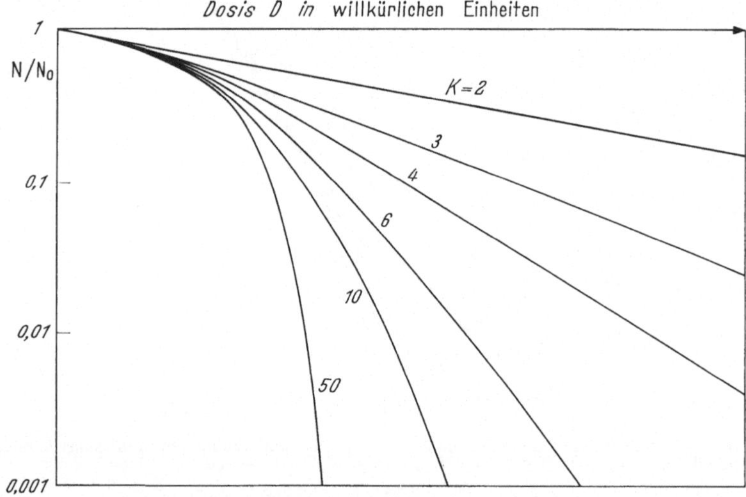

Abb. 9. Die Form der Dosiswirkungskurve in Abhängigkeit von der Zahl K, wenn das experimentelle Kriterium die Fähigkeit der einzelnen Zelle, eine Gruppe von wenigstens K Zellen zu bilden, ist. Die Kurven ergeben sich unter der Annahme, daß die Erfolgswahrscheinlichkeit der einzelnen Mitose exponentiell mit der Dosis abnimmt und während der ganzen Beobachtungszeit unverändert bleibt

Mitose von der Dosis abhängt. Es gilt auch für einen beliebigen zeitlichen Verlauf der strahleninduzierten Labilisierung. Zur Veranschaulichung des Sachverhaltes ist aber der spezielle Fall einer exponentiellen Abnahme von p mit der Dosis und einer bleibenden Labilisierung in Abb. 9 dargestellt.

Die genaue Form der Kurven ist von untergeordneter Bedeutung; sie geben ohnehin nur einen theoretischen Grenzfall wieder. Wichtig aber ist es, aus diesen Kurven zu ersehen, daß der Unterschied zwischen der Treffervorstellung und der Vorstellung der dispersen Schädigung experimentell faßbar ist. Ist der Effekt allein durch die Zufälligkeit der Energiedeposition bestimmt, so müßte die Form der Dosiswirkungskurve unabhängig vom gewählten Kriterium sein. Ergeben sich dagegen unterschiedliche Kurvenformen, so zeigt dies, daß die biologische Stochastik eine Rolle spielt, und daß man es nicht mit einer rein trefferartig determinierten Schädigung zu tun hat.

Dieser Punkt wurde so ausführlich behandelt, weil er deutlich zeigt, welch komplexer Vorgang die scheinbar so einfache Inaktivierung isolierter Zellen ist; andererseits ergibt sich hier eine Möglichkeit, die übliche Aufnahme von Dosiswirkungskurven durch die Beobachtung einzelner Zellen und ihrer Stammbäume zu ergänzen.

Kehren wir jedoch zu unserem allgemeinen Thema zurück, und versuchen wir die Überlegungen dieses Paragraphen zusammenzufassen, so können wir einige summarische Feststellungen treffen.

Geht die sigmoide Kurve bei Verringerung der Dosisleistung oder Verlängerung der Bestrahlungszeit oder bei Beeinflussung der vitalen Prozesse in eine flachere, mehr einer Exponentialfunktion angenäherte Kurve über, so ist darin, gemäß dem in 3.2 Gesagten, der Einfluß rückläufiger Prozesse zu sehen. Der exponentielle Kurventeil deutet dann auf einen stationären Zustand der Vorschädigung hin, gegeben durch das Zusammenspiel von schädigenden und gegenläufigen Prozessen.

Verkleinert sich mit Änderung der Stoffwechsellage oder des Milieus die anfängliche Schulter der Dosiswirkungskurve, bleibt aber die Steigung des exponentiellen Teils erhalten, so ist dies eine Ausschaltung der Kompensationsfähigkeit. Bei einem starr nach einer exponentiellen Dosiswirkungsbeziehung reagierenden System bleibt es dahingestellt, ob man es mit Eintreffervorgängen zu tun hat, oder ob die Strahlenwirkung dadurch zustande kommt, daß die jedem vitalen System inhärente Labilität unter der Wirkung der Bestrahlung erhöht wird, so daß in der Nachbestrahlungsperiode oder in Verbindung mit einer besonderen Beanspruchung des vitalen Systems mit erhöhter Wahrscheinlichkeit eine Entgleisung erfolgt.

In der Toxikologie wurden lange vor den entsprechenden strahlenbiologischen Experimenten lineare Beziehungen zwischen der Einwirkungszeit eines Giftes und dem Logarithmus des Bruchteils der Überlebenden festgestellt. Es ist bemerkenswert, wie sehr die sich daraus ergebende Diskussion parallel der späteren strahlenbiologischen Diskussion lief, bemerkenswert aber auch, wie wenig Resonanz sie in der strahlenbiologischen Literatur fand. Henri hat 1905 exponentielle Zeit-

Wirkungs-Kurven bei der Hämolyse von Hühner-Erythrocyten durch Hunde-Serum festgestellt und daraus geschlossen, die Reaktion eines einzigen Moleküls mit der Zelle rufe den Effekt hervor. CHICK fand exponentielle Zeit-Wirkungs-Kurven bei der Inaktivierung von Bakterien durch chemische Agentien, Hitze und Trocknung. Die Einwirkung von Kupferchlorid führte sogar bei einem so großen Objekt wie *Nitella* zu exponentiellen oder nach einer anfänglichen Schulter in einen exponentiellen Teil übergehenden Kurven (COOK). Als sich schließlich ARRHENIUS dafür aussprach, schien die Vorstellung monomolekularer Wirkung ganz generell im Fall exponentieller Dosiswirkungsbeziehungen gesichert. Während man sich hier auf formale Analogien zur chemischen Kinetik gestützt hatte, wurde später in der Strahlenbiologie dasselbe verblüffend einfache Konzept primär von Physikern vertreten. Es erreichte schließlich eine höchst suggestive, aber biologisch problematische Form in der Jordanschen Verstärkertheorie. Man beobachtet hier in den biologischen Wissenschaften ein besonders interessantes Phänomen, daß nämlich durch das Eingreifen der nichtbiologischen Naturwissenschaftler zwar außerordentlich wichtige Impulse gegeben werden, diese aber dann solche Kraft entwickeln, daß sie über ihren begrenzten Bereich hinaus angewendet werden und schließlich sogar den Blick auf die biologisch wesentlichen Vorgänge verstellen. Anders als in der Strahlenbiologie setzte sich aber die Vorstellung einer mono- oder oligomolekularen Wirkung in der Toxikologie nie ganz durch (CLARK). Dabei blieb allerdings die Tatsache bestehen, daß die alternativen Erklärungen stets mehr oder minder gekünstelt waren und keine zufriedenstellende Deutung der exponentiellen Dosiswirkungsbeziehung oder Zeit-Wirkungs-Beziehung boten.

Nicht nur die Deutung durch ein Gleichgewicht schädigender und rückläufiger Prozesse, auch die Erklärung durch die Labilisierung des an sich störungsanfälligen vitalen Systems ist auf die Toxikologie ebensowohl wie auf die Strahlenbiologie anwendbar.

Anhang

Die Extrapolationsnummer beim Mehrtrefferansatz

Die Lösung der Gleichung:

$$\frac{d}{dD}\vec{x} = A\vec{x} \tag{33}$$

kann als Überlagerung von Eigenvektoren der Matrix A geschrieben werden:

$$\vec{x} = \sum_{0}^{n-1} \vec{e}_i \cdot g_i(D) \exp(-\lambda_i D) \,, \tag{34}$$

wobei λ_i der dem Eigenvektor $\vec{e}_i$ zugeordnete Eigenwert ist. $g_i(D)$, eine Potenzfunktion in D, tritt nur in den Gliedern auf, die zu mehrfachen Eigenwerten gehören. Für große D überwiegt das dem kleinsten Eigenwert zugeordnete Glied.

In der durch Gl. (13) gegebenen Matrix A sind die Eigenwerte gleich $-\alpha_i$. Ist einer der Übergangskoeffizienten, α_s, kleiner als die übrigen, so geht N/N_0 für große D gegen $c_s \cdot \exp(-\alpha_s D)$. Also wird die Dosiswirkungskurve für hohe Dosiswerte exponentiell mit der Neigung α_s.

Die Extrapolationsnummer ist gleich dem Koeffizienten c_s. Für diesen Koeffizienten ergibt sich:

$$c_s = \frac{\sum\limits_{i=0}^{n-1} \alpha_i}{\sum\limits_{i=0}^{n-1} (\alpha_i - \alpha_s)}, \quad i \neq s\,. \tag{35}$$

Entsprechende Überlegungen können durchgeführt werden, wenn in der Matrix A rückläufige Übergänge berücksichtigt werden (3.2) oder Übergänge, die weiter voneinander entfernte Zustandspunkte verbinden (3.3). Es sei auf die zahlreichen Arbeiten verwiesen, die sich mit den als Geburts- und Todesprozessen bezeichneten diskreten Markoff-Prozessen befassen (s. z. B. HARRIS).

Die in der Physik und in der Biologie verwendeten stochastischen Modelle sind meist von so einfacher Struktur und einander so ähnlich, daß sie einer weiten Deutung offenstehen. Dies ist der Grund dafür, daß beispielsweise die treffertheoretischen Ansätze sich noch über die Grenzen ihrer eigenen Hypothesen hinaus anwenden lassen. Es mag der Hinweis darauf genügen, daß die wohlbekannten Modelle für die durch kosmische Strahlung ausgelösten Elektronenkaskaden den treffertheoretischen Ansätzen äquivalent sind. Das sog. Bhabha-Heitler-Modell entspricht genau dem Mehrtrefferansatz, und man kann zeigen, daß der Furry-Prozeß im wesentlichen mit dem einfachsten Mehrbereichsansatz identisch ist.

Zusammenfassung

In Abschnitt 1 wird ein generelles Schema zur Darstellung der Kinetik der Strahlenwirkung gegeben. Dieses Schema schließt die physiologischen ebenso wie die strahleninduzierten Prozesse ein und eignet sich zur Beschreibung komplizierter kinetischer Systeme, wie beispielsweise eines bestrahlten Fermentsystems. Die möglichen treffertheoretischen Ansätze sind einfachste Sonderfälle in diesem Schema. Sie lassen nicht nur die spontanen physiologischen Abläufe unberücksichtigt, sondern klammern auch die im wesentlichen als determiniert betrachteten strahleninduzierten Vorgänge, die sich an die primären Akte der Energieabsorption anschließen, aus der mathematischen Behandlung aus. Diese Ansätze sind daher — wenn man von reinen Eintreffervorgängen absieht — extreme Vereinfachungen. Selbst dann jedoch, wenn man sich einmal bewußt auf die primäre physikalische oder physiko-chemische Ebene beschränkt und von den stochastischen Faktoren auf höherer Ebene absieht, ist der klassische Formalismus problematisch. In der vorliegenden Darstellung wird das formale Schema daher vor allem benutzt, um die Treffertheorie einer Kritik in ihrer eigenen Sprache zu unterziehen. Dazu wird zunächst in 2 ein kurzer Überblick über die konventionellen Modelle der Treffertheorie gegeben. In 3 werden diese Modelle in verallgemeinerter Form im kinetischen Schema dargestellt.

Während man es bisher vor allem mit mathematischen Schwierigkeiten zu tun hatte, wenn man etwa Zeitfaktor und linearen Energietransfer bzw. Ionisationsdichte berücksichtigen wollte, läßt der generelle Formalismus die mathematischen Schwierigkeiten wegfallen; die Nebenfaktoren fügen sich zwanglos in die Ansätze ein und lassen sich in graphischen Schemata darstellen, die ihrerseits unmittelbar von einem automatischen Rechner ausgewertet werden können.

Dies erweitert jedoch die Anwendbarkeit der treffertheoretischen Modelle nicht, sondern beschränkt sie. Es stellt sich nämlich heraus, daß in den möglichen Ansätzen soviele Freiheitsgrade stecken, daß die Gültigkeit eines speziellen Modells keinesfalls aus der Form einer Dosiswirkungskurve erschlossen werden kann. Insbesondere erweisen sich die Größen, die bisher als Charakteristika oder doch wenigstens als Anhaltspunkte für dieses oder jenes Modell, insbesondere den sogenannten Mehrtreffer- und den sogenannten Mehrbereichs-Ansatz, angesehen wurden, als in keiner Weise spezifisch. Nur auf Grund cytologischer Gegebenheiten könnte man sich für einen bestimmten unter den möglichen Ansätzen entscheiden; und nur durch Experimente, die von vornherein auf die Analyse der Kinetik abgestellt sind, läßt sich die Strahlenwirkung auf ein komplexes biologisches System erfassen.

Die bisherigen Ansätze zur Deutung der Dosiswirkungsbeziehungen sind also unbefriedigend. Um die Schwierigkeiten auszuschalten, kann man zwei verschiedene Wege einschlagen. Strebt man Aussagen über die Rolle der primären Akte der Energieabsorption an, so müssen diese ohne Rücksicht auf die zahlreichen, die Dosiswirkungsbeziehung mitbeeinflussenden Nebenfaktoren gültig sein. Aussagen dieser Art sind möglich und werden in den beiden folgenden Teilen der vorliegenden Monographie behandelt. Wenn es dagegen um die allgemeine Deutung der Dosiswirkungsbeziehungen geht, so hat man sich mit einem bescheideneren und mehr vom Biologischen ausgehenden Ansatz zu begnügen. Dies geschieht in 4. Es wird dabei vor allem auf die Bedeutung derjenigen Zufallsfaktoren hingewiesen, die auf höherer physiologischer Stufe eine

Rolle spielen. Ihr Einfluß wird als Stochastik der vitalen Abläufe bezeichnet. Die biologische Stochastik ist dabei durchaus nicht der biologischen Variabilität gleichzusetzen; so kann sie beispielsweise ohne weiteres zu exponentieller Dosisabhängigkeit führen, während die Variabilität der Strahlenempfindlichkeit bekanntlich nur in sehr speziellen Fällen eine exponentielle Dosiswirkungskurve vortäuscht.

Grundgedanke der vorgeschlagenen Interpretation ist, daß durch die Strahlung die an sich in jedem biologischen Objekt vorhandene Labilität erhöht wird, so daß es nach Bestrahlung in kritischen Phasen des Zell-Lebens mit erhöhter Wahrscheinlichkeit zur Entgleisung kommt. Der Koeffizient $\frac{d \ln N}{d D}$, d. h. die Neigung der Dosiswirkungskurve in halblogarithmischer Darstellung, ist dann nicht als Wirkungsquerschnitt in irgendeinem geometrischen Sinn anzusehen; er wird daher unverbindlicher als Reaktivität bezeichnet. Exponentielle Dosiswirkungskurven, d. h. Dosisunabhängigkeit der Reaktivität, deuten auf ein starr ohne Kompensationsmechanismen auf den Strahleninsult reagierendes System hin, während sigmoide Kurvenverläufe durch Kompensationsmechanismen, die sich mit der Dosis erschöpfen, erklärbar sind. Wenn sich auch in einzelnen Fällen die Natur der Kompensationsmechanismen bereits abzeichnet, so muß man doch im allgemeinen damit rechnen, daß das Ansteigen der Reaktivität Ausdruck der verschiedensten Faktoren ist. Auch die Inhomogenität der Energiedeposition spielt dabei durchaus eine Rolle. Insbesondere die Beobachtung, daß sich die Schädigung einer Zelle häufig erst an ihren Tochterzellen manifestiert, wobei das Schicksal der einzelnen Tochterzellen sehr unterschiedlich ist, weist aber auf die große Bedeutung der biologischen Stochastik hin. Wenn das experimentelle Kriterium die Fähigkeit der Zelle zur Kolonienbildung ist, ist allein schon durch die verzögerte Manifestation des Schadens in den Tochtergenerationen eine sigmoide Kurvenform bedingt.

Schließlich wird auf die Analogie strahlenbiologischer und toxikologischer Dosisbeziehungen hingewiesen. In der Toxikologie werden seit langem Dosiswirkungsbeziehungen beobachtet, die in der Strahlenbiologie ohne weiteres als Ausdruck von Treffervorgängen angesehen würden, die aber ebenfalls durch die Vorstellung einer funktionellen Labilisierung erklärbar sind.

Literaturverzeichnis zu Teil I

Alper, T.: Effects on Subcellular Units and Free-Living Cells. In: Mechanisms in Radiobiology, p. 353—417. Ed. by M. Errera and A. Forssberg, Vol. I. New York, London: Acad. Press 1961.

Arrhenius, S.: Quantitative Laws in Biological Chemistry. London: Bells & Sons 1915.

BARENDSEN, G. W., and T. L. J. BEUSKER: Effects of different ionizing radiations on human cells in tissue culture. I. Radiation Research **13**, 832—840 (1960).

— —, A. J. VERGROESEN, and L. BUDKE: Effects of different ionizing radiations on human cells in tissue culture. II. Radiation Research **13**, 841—849 (1960).

BATEMAN, J. L., H. H. ROSSI, V. P. BOND, and J. GILMARTIN: The dependence of RBE on energy of fast neutrons. II. Biological evaluation at discrete neutron energies in the range 0.43 to 1.80 MeV. Radiation Research **15**, 5, 694—706 (1961).

BHABHA, H. J., and W. HEITLER: The passage of fast neutrons and the theory of cosmic showers. Proc. roy. Soc. (London), Ser. A, Vol. **159**, 432—458 (1937).

BLAU, M., u. K. ALTENBURGER: Über einige Wirkungen von Strahlen, II. Z. Physik **12**, 315 (1922).

BOND, V. P., M. FLIEDNER, and J. O. ARCHAMBEAU: Mammalian Radiation Lethality. A Disturbance in Cellular Kinetics. New York, London: Acad. Press 1965.

BORN, MAX: Ist die klassische Mechanik tatsächlich deterministisch? Phys. Blätter **11**, 2, 49—54 (1955).

CHICK, H.: J. Hyg. **8**, 92 (1908).

CLARK, A. J.: Kinetics of Drug Action. In: Handbuch d. exp. Pharmakologie, Ergänzungsband zu Gen. Pharmacol. **4**, 96 (1937).

COOK, S. F.: J. gen. Physiol. **9**, 575, 631, 735 (1925/26).

CROWTHER, J. A.: Some considerations relative to the action of X-rays on tissue cells. Proc. roy. Soc. (London) **B 96**, 207 (1924).

— The action of X-rays on *Colpidium colpoda*. Proc. roy. Soc. (London) B **100**, 390 (1926).

DESSAUER, F.: Über einige Wirkungen von Strahlen, I. Z. Physik **12**, 38 (1922).

— Über primäre Vorgänge der Strahlenwirkung. Arch. exp. Zellforsch. **11**, 65 (1931).

— Untersuchungen über das Grundproblem der biologischen Strahlenwirkungen. In: Zehn Jahre Forschung auf dem physikalisch-medizinischen Grenzgebiet. Leipzig: Georg Thieme-Verlag 1931.

— Quantenphysik der biologischen Röntgenstrahlen-Wirkungen. Z. Physik **84**, 218 (1933).

DEWEY, D. L., zit. in: POWERS, E. L., Considerations of survival curves and target theory (Seventh Douglas Lea Memorial Lecture). Phys. in Med. Biol. **7**, 1, 3—27 (1962).

DITTRICH, W.: Indirekte Strahlenwirkung und zeitliche Dosisverteilung. Z. Naturforsch. **8b**, 10 (1953).

— Reversible Treffer. Z. Naturforsch. **12b**, 536 (1957).

ELKIND, M. M., and H. SUTTON: Radiation response of mammalian cells grown in culture. Radiation Research **13**, 556—593 (1960).

— —, and W. B. MOSES: Postirradiation survival kinetics of mammalian cells grown in culture. J. cell. comp. Physiol. (suppl.) **58**, 113 (1961).

—, A. HAN, and K. W. VOLZ: Radiation response of mammalian cells grown in culture. J. nat. Cancer Inst. **30**, No. 4, 705 (1963).

ENGELHARD, H., u. TH. HOUTERMANS: Über den Absterbevorgang bei Bakterien und Sporen unter der Einwirkung chemischer Agenzien. Z. Naturforsch. **5b**, 30—38 (1950).

FELLER, W.: An Introduction to Probability Theory and its Applications, Vol. 1. New York, London, Sydney: J. Wiley 1957.

FOWLER, J.: Presentation in the Panel discussion. In: Biological Effects of Neutron and Proton Irradiations, II. Proceedings of a Symposium, Upton, N. Y. (1963), IAEA, Vienna (1964).

— Distributions of hit numbers in single targets. Panel on Biophysical Aspects of Radiation Quality, IAEA, Vienna (1965); to be published by IAEA, Vienna.

FURRY, W. H.: On fluctuation phenomena in the passage of high-energy electrons through lead. Phys. Rev. **52**, 569 (1937).

HARDER, D., u. O. HUG: Über die Wirkung von Elektronenstrahlen auf das reaktionskinetische Verhalten eines Fermentsystems. Strahlentherapie **106**, 245—252 (1958).

HARRIS, TH. E.: The Theory of Branching Processes. Berlin, Göttingen, Heidelberg: Springer Verlag 1963.

HART, J., and R. L. PLATZMAN: Radiation Chemistry. In: Mechanisms in Radiobiology, p. 93—257. Ed. by M. ERRERA and A. FORSSBERG, Vol. I. New York, London: Acad. Press 1961.

HAYNES, R. H.: Molecular Localization of Radiation Damage Relevant to Bacterial Inactivation. In: Physical Processes in Radiation Biology, p. 51—78. Ed. by L. AUGENSTEIN, R. MASON, B. ROSENBERG. New York and London: Academic Press 1964.

HENRI, V.: C. R. Soc. Biol. (Paris) **58**, 37 (1905).

HUG, O., and I. WOLF: Kinetics of Open Systems Applied in Radiation Biology. In: Progress in Radiobiology, p. 23—30. Ed. by J. S. MITCHELL. London: Oliver and Boyd 1956.

— Das Verhalten eines Fermentsystems unter und nach Röntgenbestrahlung. Ein Beitrag zu den strahlenbiologischen Problemen des Zeitfaktors und der Erholung. Strahlentherapie, Sonderband zu **35**, 209—219 (1956).

HUG, O., u. A. KELLERER: Zur Interpretation der Dosiswirkungsbeziehungen in der Strahlenbiologie. Biophys. **1**, 20—32 (1963).

HUMPHREY, R. M., and W. K. SINCLAIR: The relative biological effectiveness of 22-Mevp X-rays, Cobalt-60 Gamma Rays, and 200-Kvcp X-rays. Viii. Radiation Research **20**, 593—599 (1963).

HUTCHINSON, F., and J. ARENA: Destruction of the activity of desoxyribonucleic acid in irradiated cells. Radiation Research **13**, 137—147 (1960).

—, and C. NORCRONS: Inactivation by ionizing radiation of coenzyme A in various cells. Radiation Research **12**, 13—19 (1960).

—, A. PRESTON, and B. VOGEL: Radiation sensitivity of enzymes in wet and dry yeast cells. Radiation Research **7**, 465—472 (1957).

JORDAN, P.: Biologische Strahlenwirkung und Physik der Gene. Physik. Z. **39**, 345 (1938).

— Die Verstärkertheorie der Organismen in ihrem gegenwärtigen Stand. Naturwissenschaften **26**, 537 (1938).

— Die Stellung der Quantenphysik zu aktuellen Problemen der Biologie. Arch. ges. Virusforsch. **1**, 1 (1939).

— Strahlenbiologie der Bakterien. Protoplasma **32**, 464 (1939).

— Zur Quanten-Biologie. Biol. Zbl. **59**, 1 (1939).

KAO, J. H. K.: A new life-quality measure for electron tubes. IRE Transactions on Reliability and Quality Controll. PGRQC **7**, 1 (1956).

KELLERER, A., u. O. HUG: Zur Kinetik der Strahlenwirkung. Biophysik **1**, 1, 33—50 (1963).

KIMBALL, R. F., N. GAITHER, and S. W. PERDUE: Metabolic repair of premutational damage in paramecium. Int. J. Radiat. Biol. **3**, 133—147 (1961).

LAJTHA, L. G., and R. OLIVER: Some radiobiological considerations in radiotherapy. Brit. J. Radiol. **34**, 252—257 (1961).

LEA, D. E.: Action of Radiation on Living Cells, 2nd edition. Cambridge: University Press 1956.

MILETIC, B., D. PETROVIC, A. HAN, and L. SASEL: Restoration of viability of X-irradiated L-strain cells. Radiation Research **23**, 94—103 (1964).

PAULY, H., u. B. RAJEWSKY: The Effect of X-radiation on Metabolism and on Enzymes. In: Progress in Radiobiology, p. 32—43. Ed. by J. S. MITCHELL. London: Oliver and Boyd 1956.

POLLARD, E. C.: The action of ionizing radiation on virus. Advanc. Virus Res. **II**, 109 (1954).

RAHN, O.: Symposia Quant. Biol. **2**, 70 (1935).

RAJEWSKY, B.: Physikalische Darstellung des Schädigungsvorganges und ihre experimentelle Prüfung. In: Zehn Jahre Forschung auf dem physikalisch-medizinischen Grenzgebiet, 202—235. Leipzig: Georg Thieme-Verlag 1931.

— Theorie der Strahlenwirkung und ihre Bedeutung für die Strahlentherapie. Wissenschaftl. Woche zu Frankfurt a. M., Bd. II; Herausgegeben von: W. KOLLE. Leipzig: Georg Thieme-Verlag 1934.

—, u. A. SCHRAUB: Strahlenschädigungen. In: Naturforschung und Medizin in Deutschland, Bd. 21, Biophysik, Teil I. Wiesbaden: Dietrichsche Verlagsbuchhandlung 1949.

RAJEWSKY, B., u. H. DÄNZER: Über einige Wirkungen von Strahlen VI. Z. Physik **89**, 412 (1931).

ROSSI, H. H.: Specification of radiation quality. Radiation Research **10**, 522—531 (1959).

— Spatial distribution of energy deposition by ionizing radiation. Radiation Research, Supp. 2, 290—299 (1960).

— Distribution of radiation energy in the cell. Radiology **78**, 530—535 (1962).

— Correlation of radiation quality and biological effect. Ann. N. Y. Acad. Sci. **114**, 4—13 (1964).

— Microdosimetry. Panel on Biophysical Aspects of Radiation Quality IAEA, Vienna (1965); to be published autumn 1965 by IAEA, Vienna.

—, and G. FAILLA: Tissue-equivalent ionization chambers. Nucleonics **14**, 32—37 (1956).

—, and W. ROSENZWEIG: Measurements of neutron dose as a function of linear energy transfer. Radiation Research **2**, 417—425 (1955).

—, M. H. BIAVATI, and W. GROSS: Local energy density in irradiated tissues. 1. Radiobiological significance. Radiation Research **15**, 431—439 (1961).

SINCLAIR, W. K.: The Shape of Radiation Survival Curves of Mammalian Cells Cultured in vitro. Panel on the Biophysical Aspects of Radiation Quality IAEA, Vienna, March 1965. To be published by IAEA, Vienna.

— Survival and Recovery after X-Irradiation of Synchronized Cells in Culture. In: Mechanisms of the Dose Rate Effect of Radiation at the Genetic and Cellular Levels, Conference Oiso 1964. A Special Supplement to Japan. J. Genetics. Vol. 40, p. 141—161.

—, and R. A. MORTON: X-ray and ultraviolet sensitivity of synchronized chinese hamster cells at various stages of the cell cycle. Biophys. J. **5**, No. 1, 1—25 (1965).

SMITH, L. C.: The inactivation of monomolecular film of protein and its relation to the life-time of avtive radıcals formed in water by X-radıation. Arch. Biochem. **50**, 323 (1954).

SOMMERMEYER, K.: Die Entwicklung der Treffertheorie seit dem Jahre 1946 unter besonderer Berücksichtigung ihrer Anwendung auf die biologische Wirkung energiereicher Strahlen. In: Strahlenbiologie, Strahlentherapie, Nuklearmedizin, Krebsforschung (Ergebnisse 1952—1958). Herausgegeben von: SCHINZ, HOLTHUSEN, LANGENDORFF, RAJEWSKY und SCHUBERT. Stuttgart: Georg Thieme-Verlag 1959.

SOMMERMEYER, K.: Der heutige Stand der Quantenbiologie. Anhang zu: DESSAUER, F.: Quantenbiologie. Zweite Auflage, herausgegeben und ergänzt von K. SOMMERMEYER. Berlin-Göttingen-Heidelberg: Springer Verlag 1964.

— Die Entwicklung der Treffertheorie seit dem Jahre 1946 unter besonderer Berücksichtigung ihrer Anwendung auf die biologische Wirkung energiereicher Strahlen. In: Strahlenbiologie, Strahlentherapie, Nuklearmedizin und Krebsforschung. Stuttgart: 1959. Georg Thieme Verlag.

SWANN, W. F. G., and C. DEL ROSARIO: The effect of radioactive radiations upon euglena. J. Franklin Inst. **211**, 303 (1931).

TILL, J. E., E. A. MCCULLOCH, and L. SIMINOVITCH: A stochastic model of stem cell proliferation, based on the growth of spleen colonyforming cells. Proc. Nat. Acad. Sci. **51**, 29—36 (1964).

TIMOFÉEFF-RESSOVSKY, N. M., u. K. G. ZIMMER: Das Trefferprinzip in der Biologie. Biophysik I. Leipzig: S. Hirzel 1947.

WEIBULL, W.: A statistical distribution function of wide applicability. J. Appl. Mechanics **18**, 293 (1951).

ZEUTHEN, E.: Synchrony in Cell Division and Growth. New York; London: J. Wiley and Sons Inc., Interscience Publishers, Sidney: 1964

ZIMMER, K. G.: Studien zur quantitativen Strahlenbiologie. Akad. der Wiss. und Lit., Heidelberg, Abh. Math. Nat. Klasse (1960), Nr. 3.

— Studies on quantitative Radiation Biology. London: Oliver & Boyd 1961.

Teil II

Formale Analyse der Dosiswirkungsbeziehung

von ALBRECHT M. KELLERER

Im ersten Teil wurden die üblichen Modelle zur Behandlung der Strahlenwirkung durch ein generelles Schema ersetzt. Es zeigte sich dabei, daß die möglichen Ansätze zu viele Freiheitsgrade enthalten, als daß ihre Anwendbarkeit oder Nichtanwendbarkeit allein aus der Form einer Dosiswirkungsbeziehung erschlossen werden könnte. Rein formal ist eine Deutung der Dosiswirkungskurven ebenso gut durch die Stochastik der vitalen Prozesse möglich wie durch die quantenhafte Natur der Energieabsorption. Es hieße jedoch einen Irrtum in umgekehrter Richtung wiederholen, wenn man nun einfach die eine der möglichen Deutungen an die Stelle der anderen setzte.

Vor künftigen Diskussionen ist daher zunächst einmal die Möglichkeit einer voraussetzungslosen Interpretation zu prüfen. Was ist die zweckmäßigste Charakterisierung einer Dosiswirkungsbeziehung, solange aus der Form der Dosiswirkungsbeziehung keine eindeutigen Schlüsse auf den Mechanismus der Strahlenwirkung zu ziehen sind? Können allein auf Grund formaler Analyse irgendwelche Aussagen über die Rolle der statistischen Natur der Absorption der Strahlenenergie gemacht werden?

1. Grundlegende Charakteristika

Die konventionellen Modelle zur Interpretation der Dosiswirkungsbeziehungen haben bestenfalls heuristischen Wert; in vielen Fällen jedoch sind sie, wie die Überlegungen des ersten Teils zeigten, irreführend. Trotzdem werden die Dosiswirkungsbeziehungen immer noch nach diesen Modellen klassifiziert. So hat sich der Begriff der Trefferzahl eingebürgert, auch wenn er immer mit der Einschränkung gebraucht wird, daß es sich nicht um eine Trefferzahl handelt. Die in der strahlenbiologischen Literatur noch gebräuchlichere Bereichszahl schließlich erhielt den neuen Namen „Extrapolationsnummer", nachdem ihre ursprüngliche Deutung aufgegeben werden mußte.

Das Festhalten an den traditionellen Begriffen, nachdem sie ihre Bedeutung verloren haben, ist solange gerechtfertigt, als die Begriffe „Trefferzahl" und „Extrapolationsnummer" eine praktisch brauchbare

Einteilung der Dosiswirkungskurven ermöglichen, und solange keine anderen, grundlegenden Kenngrößen gefunden werden können. Es soll jedoch im folgenden gezeigt werden, daß es andere, fundamentale Kenngrößen tatsächlich gibt.

Zunächst sei noch einmal auf die Schwächen eingegangen, die den üblichen Charakteristika anhaften. Eine Extrapolationsnummer existiert nur für solche Dosiswirkungskurven, die sich in der halblogarithmischen Darstellung mit wachsender Dosis einer Geraden anschmiegen. In den Fällen, in denen die experimentellen Daten darauf hinweisen, daß dies der Fall ist, bleibt die Extrapolation zu höheren, im Experiment nicht erfaßten Dosen dennoch unsicher. In anderen Fällen lassen die Dosiswirkungskurven auch bei geringsten Überlebensraten noch keinen exponentiellen Endteil erkennen. Darüber hinaus ist die Extrapolationsnummer repräsentativ nur für den geringen Bruchteil der Population, der die höchsten Dosen überlebt. Solange der Endteil der Dosiswirkungskurve beibehalten wird, kann ihre übrige Form beliebig verändert werden, die Extrapolationsnummer bleibt dabei unverändert.

Dosiswirkungskurven, die keine endliche Extrapolationsnummer haben, pflegt man durch die „Trefferzahl" zu kennzeichnen. Diese Trefferzahl ist definiert als die Ordnung der Mehrtrefferkurve, die die Dosiswirkungsbeziehung am besten approximiert. Im allgemeinen jedoch sind experimentell bestimmte Dosisbeziehungen nicht von der reinen „Mehrtrefferform". Dann erhebt sich die Frage, was mit „bester" Approximation gemeint ist. Es gibt darauf keine brauchbare Antwort, und die Definition ist daher durchaus nicht eindeutig. Man kann allerdings eine Dosiswirkungskurve durch eine Überlagerung verschiedener Mehrtrefferkurven darstellen. Dies ist in der treffertheoretischen Literatur eingehend diskutiert; FOWLER gibt dazu in seinen neueren Arbeiten zahlreiche numerisch durchgerechnete Beispiele an. Man könnte also daran denken, die sich ergebende Verteilung der Trefferzahlen oder die zugeordnete mittlere Trefferzahl als Charakteristikum der Dosiswirkungskurve zu benutzen. Aber auch hier stoßen wir auf Schwierigkeiten. Es können nämlich beliebig viele, sehr unterschiedliche Überlagerungen von Mehrtrefferkurven angegeben werden, die eine gegebene Dosiswirkungskurve approximieren. Insbesondere kann man zeigen, daß man eine beliebig hohe mittlere Trefferzahl der Überlagerung wählen kann. Es stellt sich sogar heraus, daß im allgemeinen eine Überlagerung umso genauer eine Dosiswirkungskurve wiedergeben kann, je höher man ihre mittlere Trefferzahl wählt. Offenbar sind also weder die Verteilung der Trefferzahlen noch die mittlere Trefferzahl brauchbare Charakteristika einer Dosiswirkungsbeziehung.

Die übliche Einteilung der Dosiswirkungsbeziehungen ist also unbefriedigend. Es lassen sich jedoch generelle und von vorher gewählten

Modellen unabhängige Charakteristika einer Dosiswirkungsbeziehung angeben, wenn man sich nur darauf besinnt, daß eine Dosiswirkungsbeziehung nichts anderes ist als die Verteilungsfunktion der Inaktivierungsdosis.

Bezeichnen wir mit $\frac{N}{N_0} = 1 - W(D)$ den Bruchteil der Überlebenden bei der Dosis D, so ist $W(D)$ die Wahrscheinlichkeit für die Inaktivierung einer zufällig aus derPopulation herausgegriffenen Einheit durch die Dosis D. Die Diskussion sei dabei beschränkt auf Dosiswirkungsbeziehungen, für die $W(D)$ mit wachsender Dosis stetig von 0 gegen 1 (1)
ansteigt. Dann hat $W(D)$ die Eigenschaften einer Verteilungsfunktion, wir sprechen daher von der Verteilungsfunktion der Inaktivierungsdosis*. Ferner sei angenommen, daß Mittelwert (2)
und Varianz der Inaktivierungsdosis existieren und ungleich 0 sind und daß $W(D)$ differenzierbar ist. (3)

Man kann dies fordern, da eine Dosiswirkungskurve stets die Extrapolation nur endlich vieler Meßpunkte ist und man die Freiheit hat, durch diese Punkte eine differenzierbare Kurve zu legen, die für höchste Dosiswerte so schnell gegen 1 ansteigt, daß Mittelwert und Varianz endlich bleiben, die ferner so weit von der Stufenform abweicht, daß die Varianz ungleich null ist. Die Funktion $w(D) = \frac{dW(D)}{dD}$ hat die Eigenschaft einer Wahrscheinlichkeitsdichte und sei als Dichte der Inaktivierungsdosis bezeichnet.

Grundlegende Charakteristika einer Verteilungsfunktion sind ihre ersten beiden Momente. Das erste Moment ist gleich dem Mittelwert:

$$m_1 = \overline{D} = \int_0^\infty D\, w(D)\, dD\,. \tag{4}$$

Das zweite Moment,

$$m_2 = \int_0^\infty D^2\, w(D)\, dD\,, \tag{5}$$

bestimmt zusammen mit dem ersten die Varianz:

$$\sigma^2 = m_2 - m_1^2\,. \tag{6}$$

Nicht nur der Mittelwert $\overline{D}$ der Inaktivierungsdosis, auch ihre Varianz ist eine unmittelbar anschauliche Größe; σ^2 ist um so größer, je mehr die

* Abweichend von der neuesten Darstellung der Treffertheorie (SOMMERMEYER) wird hier $W(D)$ gleich dem Bruchteil der vom Testeffekt betroffenen Objekte und nicht gleich dem Bruchteil N/N_0 der Überlebenden gesetzt. Dies geschieht, um im Einklang mit der üblichen Definition einer Verteilungsfunktion als einer monoton steigenden Funktion zu bleiben.

Dosiswirkungskurve von der Stufenform abweicht. σ ist also ein Maß für die Streuung der Inaktivierungsdosis.

Seltsamerweise wurde in der Strahlenbiologie nie ausgesprochen, daß man es bei $W(D)$ mit der Verteilungsfunktion der Inaktivierungsdosis zu tun hat; nur so ist es zu erklären, daß zu den Dosiswirkungsbeziehungen nie die Kenngrößen: mittlere Inaktivierungsdosis $\bar{D}$ und Varianz σ^2 der Inaktivierungsdosis angegeben werden. Man war stets zu sehr in treffertheoretischen Vorstellungen befangen, als daß man auf eine so elementare Betrachtungsweise zurückgegriffen hätte.*

Nimmt man an, man habe es mit einer Population völlig gleicher Einheiten zu tun, nimmt man ferner an, die Strahlung wirke gleichmäßig auf alle Einheiten, so sollte man eine stufenförmige Dosiswirkungskurve erwarten. Tatsächlich werden solche Kurven nie beobachtet. Man kann die verschiedenen Faktoren, die für die Streuung der Inaktivierungsdosis verantwortlich sind, angeben, man kann sie jedoch im allgemeinen nicht trennen. Die wesentlichen Faktoren sind:

1. Biologische Variabilität.
2. Inhomogenität der Energiedeposition.
3. Biologische Stochastik.

Jede Population vitaler Einheiten weist eine biologische Variabilität auf; einige Einheiten sind der Strahlung gegenüber empfindlicher, andere unempfindlicher. Dies kann zu einer Streuung der Inaktivierungsdosis führen; statt einer stufenförmigen Dosiswirkungskurve ergeben sich dann sigmoide Kurven.

Daneben können sich die mikroskopischen räumlichen Schwankungen der Energiedeposition in der Form der Dosiswirkungskurve ausdrücken. Sind nur kleine Bereiche im biologischen Objekt empfindlich—man denke an den Zellkern oder andere subcelluläre Strukturen—so wird bei gegebener „makroskopischer" Dosis die tatsächlich an diesen Strukturen oder in der Nähe dieser Strukturen deponierte Energie beträchtlich schwanken; also kann der Effekt nicht an allen Einheiten bei Überschreitung ein und desselben Schwellenwertes der Dosis eintreten. Die räumlichen Schwankungen der Energieabsorption können also ebenfalls die Varianz der Inaktivierungsdosis vergrößern.

* In der Probitdarstellung ist die Kennzeichnung einer Dosiswirkungsbeziehung durch Mittelwert und Streuung selbstverständlich, denn für eine Normalverteilung ist der Mittelwert $\bar{D}$ gleich dem Medianwert $D_{50\%}$, und die Steigung der Probitgeraden ist umgekehrt proportional der Streuung σ. Wenn sich die Probitanalyse auch nicht unmittelbar in der Strahlencytologie anwenden läßt, da man es meist nicht mit Normalverteilungen zu tun hat, so knüpfen die Größen $\bar{D}$ und σ^2 doch eine gewisse Verbindung zu der in der Toxikologie üblichen Behandlungsweise. Der etwas kompliziertere Fall der Annäherung einer Dosiswirkungsbeziehung durch eine logarithmische Normalverteilung ist im Anhang dargestellt.

Neben diesen beiden, in der Literatur ausführlich behandelten Aspekten ist der dritte Faktor zu berücksichtigen, die in Teil I bereits besprochene Stochastik der vitalen Prozesse. Selbst wenn man von biologischer Variabilität und inhomogener Verteilung der absorbierten Energie absieht, ist noch nicht unbedingt eine stufenförmige Dosiswirkungskurve zu erwarten. Auch bei gegebener Ausgangslage unterliegt das Verhalten einer biologischen Einheit einer gewissen Unbestimmtheit. Wir denken dabei nicht so sehr an die prinzipielle Unbestimmtheit quantenmechanischer Prozesse, die möglicherweise für Schwankungen der biologischen Vorgänge verantwortlich sein könnte, als daran, daß das nie exakt verfolgbare Wechselspiel der zahlreichen Komponenten eines komplexen biologischen Systems untereinander und mit den milieubestimmenden Faktoren grundsätzlich keine anderen als statistische Aussagen über die vitalen Abläufe zuläßt. Daß es sich hier um eine prinzipielle, für vitale Systeme geradezu charakteristische Unbestimmtheit handelt, wurde bereits im Vorwort angedeutet. Alle Zufallsfaktoren auf höherer physiologischer Stufe, also alle Zufallsfaktoren, die nicht mit den primären Akten der Energiedeposition zu tun haben, fassen wir unter dem Begriff biologische Stochastik zusammen.

Man hat also bei der Interpretation der Dosiswirkungskurven stets an den gemeinsamen Einfluß der biologischen Variabilität, der Stochastik der vitalen Prozesse und der Inhomogenität der mikroskopischen Verteilung der absorbierten Energie zu denken. Bei Effekten an größeren biologischen Objekten, wie z. B. multicellulären Organismen, steht die biologische Variabilität und bei Bestrahlung submikroskopischer Einheiten, wie Phagen oder Viren oder genetischer Strukturelemente, die Inhomogenität der Energieabsorption im Vordergrund. Im allgemeinen jedoch, und dies gilt insbesondere für den Fall der Abtötung von Zellen im Organismus oder in vitro, ist der Einfluß der drei möglichen Faktoren nicht zu trennen. Insbesondere kann man nicht aus der Abweichung der Dosiswirkungskurve von der Stufenform schließen, daß bereits wenige Absorptionsereignisse den biologischen Effekt hervorrufen. Wie in I, 4 abgeleitet, gilt dies sogar für exponentielle Dosiswirkungskurven. Exponentielle Dosiswirkungskurven müssen nicht notwendig „Eintrefferkurven" sein; es kann selbst bei kontinuierlicher Vorschädigung wegen der Stochastik der vitalen Prozesse zu einer exponentiellen Dosiswirkungsbeziehung kommen.

Ein Schluß in umgekehrter Richtung allerdings ist möglich. Die Annäherung der Dosiswirkungskurve an die Stufenform deutet darauf hin, daß eine größere Anzahl von Absorptionsereignissen beim Zustandekommen des Effektes zusammenspielt. Diese Aussage soll im nächsten Abschnitt präzisiert werden. Vorher jedoch wird der obige Vorschlag zur Kennzeichnung der Dosiswirkungskurven geringfügig modifiziert;

außerdem werden einige zusätzliche Bemerkungen von praktischem Interesse eingefügt.

Anstelle der Varianz σ^2 der Inaktivierungsdosis kann man eine aus ihr abgeleitete dimensionslose Größe als Charakteristikum wählen. Eine geeignete Größe ist:

$$S = \bar{D}^2/\sigma^2 \; ; \tag{7}$$

sie wird im folgenden als „relative Steilheit“ bezeichnet. Auch die relative Steilheit hat unmittelbar anschauliche Bedeutung; S ist nämlich um so größer, je näher die Dosiswirkungskurve der Stufenform kommt, d. h. je steiler sie ist. Man kann leicht ableiten, daß S für exponentielle Dosiswirkungskurven gleich 1 ist, während es für sigmoide Kurven größer als 1 ist. Für die reine Stufenform würde S den Wert unendlich annehmen. Alle stochastischen Faktoren, die die Dosiswirkungsbeziehung beeinflussen, verringern den Wert von S.

Selbstverständlich kann eine Dosiswirkungskurve im allgemeinen nicht ohne Verlust experimentell gewonnener Information durch wenige charakteristische Größen ersetzt werden. Es soll daher nicht gesagt werden, daß die Angabe der konventionellen Größen in jedem Fall sinnlos ist. Im allgemeinen ist eine ganze Reihe von Parametern nötig, wenn man eine Dosiswirkungskurve mit einiger Genauigkeit rekonstruieren will. Die Anfangsneigung bestimmt den Anfangsteil der Dosiswirkungskurve; die Neigung im Bereich geringer Überlebensraten zusammen mit der Extrapolationsnummer — wo diese beiden Größen existieren — erlaubt die Konstruktion des Endteils; während $\bar{D}$ und S die Reaktion des Hauptteils der Population und damit die Ausprägung der Schulter bestimmen. Die halblogarithmische Darstellung gibt einen etwas einseitigen Aspekt wieder, da sie den Endteil der Dosiswirkungskurve, d. h. den Bereich geringer Überlebensraten, betont. Nur in der halblogarithmischen Darstellung haben die asymptotische Neigung der Dosiswirkungskurve und die Extrapolationsnummer ihre anschauliche Bedeutung.

2. Die Bedeutung der „relativen Steilheit“

2.1. Ein Satz über die Mindestzahl der wirksamen Absorptionsereignisse

Eine Dosiswirkungskurve ist gekennzeichnet durch den Mittelwert $\bar{D}$ der Inaktivierungsdosis und durch die relative Steilheit S. Man kann dann ohne Rücksicht auf den Mechanismus der Strahlenwirkung und die Art der Strahlung sowie die Zusammensetzung der biologischen Population den folgenden Satz ableiten:

Hat eine Dosiswirkungsbeziehung die relative Steilheit S, so ist die mittlere Anzahl der Absorptionsereignisse, die nötig sind, um an einem Objekt den Testeffekt hervorzurufen, mindestens gleich S.* (8)

Mit diesem Satz ist wohlgemerkt nur eine untere Schranke angegeben; die mittlere Anzahl der Absorptionsereignisse, die tatsächlich zum Effekt zusammenwirken müssen, mag wesentlich höher als S sein. Die untere Schranke aber gilt ohne Rückgriff auf jede Hypothese. Voraussetzung ist lediglich, daß, wie dies strenggenommen für jede Dosiswirkungsbeziehung zu fordern ist, in den Versuchen, die der Dosiswirkungsbeziehung zugrunde liegen, sich mit der Veränderung der Dosis nicht auch andere Parameter ändern; insbesondere soll sich die Bestrahlungszeit nicht ändern, lediglich die Dosisleistung werde proportional der Dosis variiert. (9)

Ist diese Bedingung auch häufig aus praktischen, versuchstechnischen Gründen nicht erfüllt, so kann man doch in vielen Fällen annehmen, daß dies auf die Form der Dosiswirkungsbeziehungen keinen Einfluß hat, und daß daher der Satz gültig bleibt. So wird beispielsweise bei der Bestrahlung von Säugetierzellen im allgemeinen mit konstanter Dosisleistung und daher mit der Dosis proportionalen Bestrahlungszeiten gearbeitet. Man nimmt aber an, daß in diesem Fall bei den üblichen Bestrahlungszeiten von einigen Minuten ein Zeitfaktor, d. h. eine Abhängigkeit der Wirkung von der zeitlichen Verteilung der Dosis, nicht auftritt.

Obiger Satz ist, wenn man nur das Wort Absorptionsereignis durch das Wort Giftmolekül ersetzt, unmittelbar auf die Toxikologie und die dort beobachteten Dosiswirkungsbeziehungen anwendbar.

Die Aussage, daß im Mittel mindestens S Absorptionsereignisse zum Erreichen des Testeffektes zusammenspielen, ist übrigens eine weitergehende Aussage als die, daß im Mittel wenigstens S freie Radikale zusammenwirken; durch ein einziges Absorptionsereignis können ja bekanntlich in der Zelle Hunderte von freien Radikalen erzeugt werden.

Der obige Satz wird zunächst in strenger und notwendigerweise etwas abstrakter Form bewiesen. In 2.3 folgt dann eine Veranschaulichung der Grundgedanken des Beweises.

---

* Mit dem Ausdruck „Absorptionsereignis“ sei Energiedeposition bezeichnet, die direkt oder indirekt durch ein primäres Teilchen, Photon oder Korpuskel, hervorgerufen wird. Zwei verschiedene Ionenklumpen längs der Bahnspur ein und desselben ionisierenden Partikels gehören demnach zum selben Absorptionsereignis. Die einzelnen Ereignisse längs einer Bahnspur werden als „primäre Ionisationsereignisse“ bezeichnet; dieser Begriff wird jedoch erst in Teil III benützt.

2.2. Beweis des Satzes

a) Die Konvexität der Größe S

Es sei zunächst eine Relation abgeleitet, die zum Beweis von Satz (8) benötigt wird.

Die Wahrscheinlichkeitsverteilung $W(D)$ sei eine konvexe Linearkombination der Verteilungen $W_i(D)$:

$$W(D) = \sum_{i=1}^{I} \lambda_i \cdot W_i(D)\,, \quad \text{mit} \sum_{i=1}^{I} \lambda_i = 1 \quad \text{und} \quad \lambda_i \geqq 0\,. \tag{10}$$

$\overline{D}$ und σ^2 seien Mittelwert und Varianz zu $W(D)$, und $\overline{D}_i$ und σ_i^2 Mittelwert und Varianz zu $W_i(D)$; diese Größen sollen existieren und ungleich null sein. Dann gilt folgender Hilfssatz:

$$S = \frac{\overline{D}^2}{\sigma^2} \leqq \sum_{i=1}^{I} \lambda_i \cdot \frac{\overline{D}_i^2}{\sigma_i^2} = \sum_{i=1}^{I} \lambda_i \cdot S_i\,, \tag{11}$$

d. h. die relative Steilheit einer konvexen Linearkombination verschiedener Verteilungsfunktionen ist kleiner oder gleich der entsprechenden Linearkombination der relativen Steilheit der einzelnen Verteilungsfunktionen. Anders ausgedrückt, die Größe $S = \overline{D}^2/\sigma^2$ ist eine konvexe Funktion über den Verteilungsfunktionen, wenn diese als konvexe Teilmenge eines linearen Raumes angesehen werden.

Beweis des Hilfssatzes:

Es genügt, die Beziehung für $I = 2$ zu beweisen, da dann die Gültigkeit durch vollständige Induktion für beliebiges endliches I folgt.

Es sei:

$$W(D) = \lambda_1 \cdot W_1(D) + \lambda_2 \cdot W_2(D)\,;\ \lambda_1 + \lambda_2 = 1\,;\ \lambda_i \geqq 0\,. \tag{12}$$

Dann gilt:

$$0 \leqq (\sigma_1^2 \cdot \overline{D}_2 - \sigma_2^2 \cdot \overline{D}_1)^2\,, \tag{13}$$

$$\curvearrowright\ 2\,\overline{D}_1 \cdot \overline{D}_2 \cdot \sigma_1^2 \cdot \sigma_2^2 \leqq \sigma_1^4 \cdot \overline{D}_2^2 + \sigma_2^4 \cdot \overline{D}_1^2\,, \tag{14}$$

$$\curvearrowright\ \lambda_1 \lambda_2 \overline{D}_1 \overline{D}_2 \leqq \lambda_1 \lambda_2 \left(\frac{\sigma_1^2 \cdot \overline{D}_2^2}{\sigma_2^2} + \frac{\sigma_2^2 \cdot \overline{D}_1^2}{\sigma_1^2} \right), \tag{15}$$

$$\curvearrowright\ \lambda_1^2 \overline{D}_1^2 + \lambda_2 \overline{D}_2^2 + 2\,\lambda_1 \lambda_2 \overline{D}_1 \overline{D}_2 \leqq \lambda_1^2 \overline{D}_1^2 + \lambda_2^2 \overline{D}_2^2 + \lambda_1 \lambda_2 \overline{D}_2^2 \frac{\sigma_1^2}{\sigma_2^2} + \lambda_1 \lambda_2 \overline{D}_1^2 \frac{\sigma_2^2}{\sigma_1^2}, \tag{16}$$

$$\curvearrowright\ \frac{(\lambda_1 \overline{D}_1 + \lambda_2 \overline{D}_2)^2}{\lambda_1 \sigma_1^2 + \lambda_2 \sigma_2^2} \leqq \lambda_1 \frac{\overline{D}_1^2}{\sigma_1^2} + \lambda_2 \frac{\overline{D}_2^2}{\sigma_2^2}, \tag{17}$$

$$\curvearrowright\ \frac{(\lambda_1 \overline{D}_1 + \lambda_2 \overline{D}_2)^2}{\lambda_1 \sigma_1^2 + \lambda_2 \sigma_2^2 + \lambda_1 \lambda_2 (D_1 - D_2)^2} \leqq \lambda_1 \frac{\overline{D}_1^2}{\sigma_1^2} + \lambda_2 \frac{\overline{D}_2^2}{\sigma_2^2}, \tag{18}$$

$$\curvearrowright\ \frac{\overline{D}^2}{\sigma^2} \leqq \lambda_1 \frac{\overline{D}_1^2}{\sigma_1^2} + \lambda_2 \frac{\overline{D}_2^2}{\sigma_2^2}\,. \tag{19}$$

Damit gilt der Satz (11) für endliches I. Er sei noch auf den Fall verallgemeinert, daß die Verteilungsfunktion $W(D)$ eine konvexe Überlagerung unendlich vieler Verteilungsfunktionen $W_i(D)$ ist.

$$W(D) = \sum_{i=1}^{\infty} \lambda_i \cdot W_i(D)\,; \quad \sum_{i=1}^{\infty} \lambda_i = 1\,; \quad \lambda_i \geqq 0\,. \tag{20}$$

Wir definieren die Verteilungsfunktion:

$$W_{(n)}(D) = \sum_{i=1}^{n} \lambda_i \cdot W_i(D) + \left(1 - \sum_{i=1}^{n} \lambda_i\right) \cdot W_1(D)\,. \tag{21}$$

Dann ist die zugehörige relative Steilheit nach (11) gegeben durch:

$$S_{(n)} \leqq \sum_{i=1}^{n} \lambda_i S_i + \left(1 - \sum_{i=1}^{n} \lambda_i\right) \cdot S_1\,. \tag{22}$$

Nun gilt:

$$\lim_{n\to\infty} \left(\sum_{i=1}^{n} \lambda_i \cdot S_i + \left(1 - \sum_{i=1}^{n} \lambda_i\right) \cdot S_1\right) = \sum_{i=1}^{\infty} \lambda_i S_i + 0\,. \tag{23}$$

Bezeichnet man weiterhin mit $m^{(k)}$ bzw. $m_i^{(k)}$ das k-te Moment von $W(D)$ bzw. $W_i(D)$, so gilt wegen (20):

$$\int_0^{\infty} D^k \cdot d\,W(D) = \sum_{i=1}^{\infty} \lambda_i \cdot \int_0^{\infty} D^k \cdot d\,W_i(D)\,, \tag{24}$$

und daher:

$$m^{(k)} = \sum_{i=1}^{\infty} \lambda_i \cdot m_i^{(k)}\,. \tag{25}$$

Ist $m_{(n)}^{(k)}$ das k-te Moment von $W_{(n)}(D)$, so ist nach (21):

$$\begin{aligned} m_{(n)}^{(k)} &= \int_0^{\infty} D^k\, d\,W_{(n)}(D) \\ &= \sum_{i=1}^{n} \lambda_i \cdot \int_0^{\infty} D^k\, d\,W_i(D) + \left(1 - \sum_{i=1}^{n} \lambda_i\right) \cdot \int_0^{\infty} D^k\, d\,W_1(D) \end{aligned} \tag{26}$$

und folglich:

$$\lim_{n\to\infty} m_{(n)}^{(k)} = \sum_{i=1}^{\infty} \lambda_i \cdot m_i^{(k)} + 0\,, \tag{27}$$

also mit (25):

$$\lim_{n\to\infty} m_{(n)}^{(k)} = m^{(k)}\,. \tag{28}$$

Damit ist auch:

$$\lim_{n\to\infty} S_{(n)} = S\,. \tag{29}$$

Mit (23) und (29) folgt aus (22):

$$S \leqq \sum_{i=1}^{\infty} \lambda_i \cdot S_i\,. \tag{30}$$

Damit ist der Hilfssatz auch in der durch (20) verallgemeinerten Form bewiesen.

b) Beweis des Satzes für eine homogene Population

Es liege eine Gesamtheit identischer biologischer Einheiten vor. Die Inaktivierungswahrscheinlichkeit des Einzelobjektes nach Bestrahlung hängt dann von Anzahl und Art der im Objekt oder in seiner Umgebung eingetretenen Absorptionsereignisse ab. Die einzelnen Absorptionsereignisse unterscheiden sich nach Betrag und räumlicher Verteilung der absorbierten Energie im biologischen Objekt und nach dem Zeitpunkt, in dem sie erfolgen. Absorptionsereignisse, die die Inaktivierungswahrscheinlichkeit nicht erhöhen, also solche, die empfindliche Strukturen weder direkt noch indirekt erreichen, seien im folgenden unberücksichtigt. Wir nehmen zur Vereinfachung an, es gebe verschiedene Arten oder Klassen von Absorptionsereignissen, und zwar teilen wir die Absorptionsereignisse je nach Betrag und räumlicher und auch zeitlicher Verteilung der Energieabsorption im biologischen Objekt in K Klassen ein und wählen K so groß, daß die Angabe der Klasse ein Absorptionsereignis in seiner zeitlichen und räumlichen Lage genügend genau bezeichnet. Mit r_i sei dann die Anzahl der an einer bestimmten biologischen Einheit der Population eingetretenen Absorptionsereignisse der Klasse i $(i = 1, 2, \ldots, K)$ bezeichnet. $\vec{r}_D$ sei der Vektor mit den K Komponenten r_i; wir versehen ihn mit dem Index D, weil er eine von der Dosis D abhängige Zufallsgröße ist.

E sei eine Zufallsvariable, die den Wert 0 bei Nichteintritt und den Wert 1 bei Eintritt des Testeffektes annimmt. Die Inaktivierungswahrscheinlichkeit für das einzelne Objekt nach einer Bestrahlung ist allein eine Funktion der Anzahl der eingetretenen Absorptionsereignisse der verschiedenen Klassen und sei daher mit $p(E = 1 \mid \vec{r}_D = \vec{r})$ bezeichnet. Es sei ausdrücklich darauf hingewiesen, daß nicht wie in den deterministischen Ansätzen die bedingte Wahrscheinlichkeit $p(E = 1 \mid \vec{r}_D = \vec{r})$ nur die Werte 1 oder 0 annehmen kann. Mit Abschluß der Bestrahlung muß das Schicksal der biologischen Einheit noch nicht entschieden sein; wenn die Wahrscheinlichkeit $p(E = 1 \mid \vec{r}_D = \vec{r})$ Werte zwischen 1 und 0 annimmt, so ist das Ausdruck der stochastischen Natur der vitalen Abläufe. Entsprechend der Forderung, daß $W(D)$ monoton mit der Dosis wächst, sei aber angenommen, daß ein zusätzliches Absorptionsereignis die Inaktivierungswahrscheinlichkeit nicht erniedrigen kann. (31)

Bezeichnet man mit $p(\vec{r}_D = \vec{r})$ die Wahrscheinlichkeit dafür, daß bei der Dosis D an einer bestimmten Einheit genau r_i Absorptionsereignisse der Klasse i $(i = 1, 2, \ldots, K)$ stattgefunden haben, so ist die Inaktivierungswahrscheinlichkeit $W(D)$ gegeben durch:

$$W(D) = \sum_{\vec{r} \in R} p(\vec{r}_D = \vec{r})\, p(E = 1 \mid \vec{r}_D = \vec{r})\,; \tag{32}$$

die Summation erfolgt dabei über die Menge R aller Vektoren $\vec{r}$ mit ganzzahligen nichtnegativen Komponenten.

Die einzelnen Absorptionsereignisse sind statistisch unabhängig; α_i ($\alpha_i \geqq 0$) sei der Mittelwert der Anzahl der Absorptionsereignisse der Klasse i ($i = 1, 2, \ldots, K$) pro Objekt und Dosiseinheit. Dann ist $\alpha_i D$ der Mittelwert der Anzahl der Absorptionsereignisse der Klasse i bei der Dosis D; es wird hierbei die Annahme (9) benützt, daß nicht die zeitliche Verteilung der Dosis, sondern nur die Dosisleistung mit der Variation der Gesamtdosis verändert werde.

Die Wahrscheinlichkeit für genau r_i Absorptionsereignisse der Klasse i bei der Dosis D ist dann:

$$p(r_{i,D} = r_i) = e^{-\alpha_i D} \frac{(\alpha_i D)^{r_i}}{r_i!}\,. \tag{33}$$

Damit ergibt sich:

$$p(\vec{r}_D = \vec{r}) = \prod_{i=1}^{K} p(r_{i,D} = r_i) \tag{34}$$

$$= \prod_{i=1}^{K} e^{-\alpha_i D} \frac{(\alpha_i D)^{r_i}}{r_i!} \qquad *$$

$$= e^{-\alpha D} D^{\nu} \prod_{i=1}^{K} \frac{\alpha_i}{r_i!}$$

$$\text{mit } \sum_{i=1}^{K} \alpha_i = \alpha \text{ und } \nu = \sum_{i=1}^{K} r_i = |\vec{r}| \tag{35}$$

$$= e^{-\alpha D} \frac{(\alpha D)^{\nu}}{\nu!} \frac{\nu!}{\alpha^{\nu}} \prod_{i=1}^{K} \frac{\alpha_i}{r_i!}$$

$$= e^{-\alpha D} \frac{(\alpha D)^{\nu}}{\nu!} f(\vec{r}) \tag{36}$$

$$\text{mit der Abkürzung: } f(\vec{r}) = \frac{\nu!}{\alpha^{\nu}} \prod_{i=1}^{K} \frac{\alpha_i}{r_i!}\,.$$

Berechnen wir nun die bedingte Wahrscheinlichkeit für das Eintreten des Testeffektes unter der Bedingung, daß insgesamt genau ν Absorptionsereignisse eingetreten sind. Unter Benutzung der Gleichung (36)

* Auf Grund dieser Beziehung kann man formal von einer Überlagerung von K einfachen Poissonprozessen sprechen. Statt mit der Zeit, hat man es allerdings mit der Dosis D zu tun. Zur Definition des Poissonprozesses siehe z. B. FELLER.

wird gezeigt, daß diese Wahrscheinlichkeit nicht von der Dosis abhängt:

$$p(E = 1 \mid \nu_D = \nu) = \frac{p(E = 1, \nu_D = \nu)}{p(\nu_D = \nu)} = \frac{\sum\limits_{|\vec{r}| = \nu} p(E = 1, \vec{r}_D = \vec{r})}{\sum\limits_{|\vec{r}| = \nu} p(\vec{r}_D = \vec{r})} = \frac{\sum\limits_{|\vec{r}| = \nu} p(\vec{r}_D = \vec{r})\, p(E = 1 \mid \vec{r}_D = \vec{r})}{\sum\limits_{|\vec{r}| = \nu} p(\vec{r}_D = \vec{r})}\,. \tag{37}$$

Die Wahrscheinlichkeit für den Eintritt des Testeffektes hängt allein von der absorbierten Energie und ihrer zeitlichen und räumlichen Verteilung ab; $p(E = 1 \mid \vec{r}_D = \vec{r})$ ist daher unabhängig von der Dosis D. Setzt man also zur Abkürzung:

$$h(\vec{r}) = p(E = 1 \mid \vec{r}_D = \vec{r})\,, \tag{38}$$

so erhält man aus (37) unter Verwendung von (36):

$$p(E = 1 \mid \nu_D = \nu) = \frac{e^{-\alpha D} \frac{(\alpha D)^\nu}{\nu!} \sum\limits_{|\vec{r}| = \nu} f(\vec{r}) \cdot h(\vec{r})}{e^{-\alpha D} \frac{(\alpha D)^\nu}{\nu!} \sum\limits_{|\vec{r}| = \nu} f(\vec{r})} = \frac{\sum\limits_{|\vec{r}| = \nu} f(\vec{r}) \cdot h(\vec{r})}{\sum\limits_{|\vec{r}| = \nu} f(\vec{r})}\,. \tag{39}$$

Damit ist gezeigt, daß die bedingte Wahrscheinlichkeit für den Eintritt des Testeffektes unter der Voraussetzung, daß genau ν Absorptionsereignisse eingetreten sind, unabhängig von der Dosis D ist; man kann sie daher kurz mit W_ν bezeichnen.

$$W_\nu = p(E = 1 \mid \nu_D = \nu)\,. \tag{40}$$

W_ν ist eine diskrete Verteilung, das heißt eine monoton von 0 bis 1 wachsende Funktion von $\nu\,(\nu = 0, 1, 2, \ldots)$. Der Beweis für diese ohnehin evident erscheinende Aussage wird allerdings in den Anhang (S. 69) verlegt, um den gegenwärtigen Gedankengang nicht allzusehr durch formale Betrachtungen zu unterbrechen. Es sei hier lediglich bemerkt, daß die Relation:

$$W_{\nu+1} \geqq W_\nu \qquad (\nu = 0, 1, 2, \ldots) \tag{41}$$

aus der Annahme (31), daß ein zusätzliches Absorptionsereignis die Inaktivierungswahrscheinlichkeit nicht erniedrigt, abzuleiten ist.

Mit der Definition (40) gilt also:

$$\begin{aligned} W(D) &= \sum_{\nu=0}^{\infty} p(E = 1 \mid \nu_D = \nu)\, p(\nu_D = \nu) \\ &= \sum_{\nu=0}^{\infty} W_\nu \cdot e^{-\alpha D} \frac{(\alpha D)^\nu}{\nu!}. \end{aligned} \tag{42}$$

Die Ableitung dieses Ausdrucks ist die Wahrscheinlichkeitsdichte $w(D)$ der Inaktivierungsdosis:

$$\begin{aligned} w(D) = \frac{d\,W(D)}{dD} &= \sum_{\nu=1}^{\infty} W_\nu \cdot \left(-\alpha e^{-\alpha D} \cdot \frac{(\alpha D)^\nu}{\nu!} + \alpha e^{-\alpha D} \cdot \frac{(\alpha D)^{\nu-1}}{(\nu-1)!}\right) \\ &= \sum_{\nu=1}^{\infty} (W_\nu - W_{\nu-1})\, \alpha e^{-\alpha D} \cdot \frac{(\alpha D)^\nu}{(\nu-1)!} \\ &= \sum_{\nu=1}^{\infty} w_\nu \cdot \alpha e^{-\alpha D} \cdot \frac{(\alpha D)^{\nu-1}}{(\nu-1)!} \end{aligned} \tag{43}$$

$w_\nu = W_\nu - W_{\nu-1}$ ist die Differenz der Inaktivierungswahrscheinlichkeit nach ν Absorptionsereignissen und der nach $\nu - 1$ Absorptionsereignissen. Der Erwartungswert der Anzahl ν der Absorptionsereignisse, die nötig sind, um den Testeffekt zu erreichen, ist also:

$$\bar{\nu} = \int_0^\infty \nu\, d\,W = \sum_{\nu=1}^{\infty} \nu \cdot w_\nu\,. \tag{44}$$

Diese Größe ist nun mit der relativen Steilheit der Dosiswirkungsbeziehung $W(D)$ zu vergleichen.

Die Wahrscheinlichkeitsdichte der Inaktivierungsdosis ist nach (43) eine konvexe Überlagerung der Dichten von Gammaverteilungen. Zu der Dichte:

$$\alpha e^{-\alpha D} \frac{(\alpha D)^{i-1}}{(i-1)!}$$

gehören bekanntlich der Mittelwert:

$$\bar{D}_i = \frac{i}{\alpha}, \tag{45}$$

die Varianz:

$$\sigma_i^2 = \frac{i^2}{\alpha^2} \tag{46}$$

und daher die relative Steilheit:

$$S_i = \frac{\bar{D}_i^2}{\sigma_i^2} = i\,. \tag{47}$$

Mit dem Hilfssatz (11) in seiner verallgemeinerten Form folgt aus (43):

$$S \leqq \sum_{i=0}^{\infty} w_i \cdot S_i = \sum_{i=0}^{\infty} w_i \cdot i\,, \tag{48}$$

wobei S die relative Steilheit der Dosiswirkungsbeziehung $W(D)$ ist. Auf Grund von (44) gilt also:

$$S \leqq \bar{\nu}\,. \tag{49}$$

Damit ist Satz (8) für eine Population identischer Einheiten bewiesen.

c) Erweiterung des Beweises auf eine inhomogene Population

Ist die dem Versuch unterworfene Population biologischer Einheiten inhomogen, so kann man sie in L Klassen jeweils gleicher Einheiten aufteilen. Die Annahme einer nur endlichen Anzahl von Klassen ist wiederum gerechtfertigt, da L beliebig groß gewählt werden kann, und man es stets nur mit endlich vielen biologischen Objekten zu tun hat. Die Dosiswirkungsbeziehung $W(D)$ ist dann eine konvexe Überlagerung der den einzelnen Klassen zugeordneten Dosiswirkungsbeziehungen $W_i(D)$ $(i = 1, 2, \ldots, L)$:

$$W(D) = \sum_{i=1}^{L} h_i \cdot W_i(D) \quad \text{mit} \sum_{i=1}^{L} h_i = 1 \text{ und } h_i \geqq 0\,. \tag{50}$$

Dabei ist h_i der relative Anteil der Objektart i $(i = 1, 2, \ldots, L)$ an der Population. Im ersten Teil des Beweises wurde gezeigt, daß die Relation:

$$S_i = \frac{\bar{D}_i^2}{\sigma_i^2} \leqq \bar{\nu}_i \tag{51}$$

für jede Dosiswirkungsbeziehung $W_i(D)$ identischer Einheiten gilt. Dann ist aber nach Hilfssatz (11) a fortiori für die durch konvexe Überlagerung der Verteilungen $W_i(D)$ erzeugte Verteilung $W(D)$

$$S = \frac{\bar{D}^2}{\sigma^2} \leqq \bar{\nu}\,. \tag{52}$$

Damit gilt Satz (8) allgemein ohne Rücksicht auf den Mechanismus der Strahlenwirkung und die Zusammensetzung der bestrahlten Population.

2.3. Veranschaulichung des Beweises

Der vorstehende Beweis mag als zu aufwendig für eine recht simple Feststellung erscheinen. Ähnlichkeiten mit den in den Ansätzen der klassischen Treffertheorie erscheinenden Formeln sollten aber nicht dazu verführen, die Gedankengänge zu identifizieren. Die vorstehenden Überlegungen können sich auf keine der vereinfachenden Annahmen über den Mechanismus der Strahlenwirkung und die Natur der „Treffereignisse" und über die Zusammensetzung der bestrahlten Population stützen. Auf Grund solcher vereinfachenden Annahmen werden in der Treffertheorie die einfachsten der möglichen Fälle behandelt, und da diese Sonderfälle natürlich im Einklang mit den hier abgeleiteten allgemeinen Relationen stehen, ergibt sich eine gewisse Analogie.

Bevor wir jedoch näher auf die Beziehung zu den üblichen Ansätzen eingehen, soll der streng durchgeführte Beweis noch einmal in skizzenhafter Form, vor allem für den Nichtmathematiker anschaulicher, nachgezeichnet werden.

Ein biologisches Objekt, das im Mittel nach der Dosis $\bar{D}$ mit dem Eintritt eines bestimmten Testeffektes reagiert, kann als eine Art Meßvorrichtung angesehen werden, die das Überschreiten der Dosis $\bar{D}$ anzeigt. In einem solchen Meßgerät muß in einem gewissen Bereich die absorbierte Energie gemessen bzw. die Art und Zahl der Absorptionsereignisse bestimmt werden. Wir müssen hier offenlassen, auf welche Weise die Messung erfolgt. Insbesondere kann der Meßvorgang „fehlerhaft" sein, d. h. ein Element des Zufalls enthalten; auch rückläufige Prozesse können von Bedeutung sein. Über die Form des Meßvolumens sei ebenfalls keine Aussage gemacht, insbesondere braucht es nicht einfach zusammenhängend zu sein. Der Dosis $\bar{D}$ entsprechen im Mittel $\bar{\nu} = \alpha \cdot \bar{D}$ Absorptionsereignisse im Meßvolumen. Schon auf Grund dieser endlichen Zahl von Absorptionsereignissen muß das Instrument fehlerhaft arbeiten. Nur im Grenzfall eines sehr großen Meßvolumens kann für die Anzeigewahrscheinlichkeit $W(D)$ in Abhängigkeit von der Dosis gelten:

$$W(D) = 0 \text{ für } D \leqq \bar{D} \text{ und } W(D) = 1 \text{ für } D > \bar{D}\,, \tag{53}$$

was einer stufenförmigen Dosiswirkungskurve entspricht. Wie groß kann die Annäherung an die Stufenform höchstens sein, d. h. welchen Wert kann die Größe $S = \bar{D}^2/\sigma^2$ höchstens annehmen?

Wir betrachten dazu einige dosisabhängige, dem einzelnen bestrahlten Objekt zugeordnete Zufallsgrößen. Die erste dieser Zufallsgrößen sei die Gesamtzahl ν_D der Absorptionsereignisse, die empfindliche Strukturen entweder direkt oder indirekt berühren. Die zweite Größe sei der Zufallsvektor $\vec{r}_D$, dessen Komponenten $r_i (i = 1, 2, \ldots, K)$ die Anzahl der am biologischen Objekt erfolgten Absorptionsereignisse der Klassen „1" bis „K" angeben. Wir hatten dabei die Absorptionsereignisse je nach Betrag und räumlicher und auch zeitlicher Verteilung der Energieabsorption im biologischen Objekt in K Klassen eingeteilt, wobei K so groß zu wählen war, daß die Angabe der Klasse ein Absorptionsereignis genügend genau kennzeichnet. Der Vektor $\vec{r}_D$ beschreibt dann die unter Bestrahlung erfolgte Energiedeposition im Objekt. Schließlich betrachten wir die Zufallsvariable E, die die zwei Werte 1 und 0 entsprechend dem Eintritt oder Nichteintritt des Testeffektes annimmt. Die stochastische Abhängigkeit der Variablen E von D entspricht der Dosiswirkungsbeziehung. Wir spalten diese Abhängigkeit nun auf in eine Kette von drei stochastischen Abhängigkeiten, nämlich der der Variablen ν_D in Abhängigkeit von D, der Variablen $\vec{r}_D$ in Abhängigkeit von ν_D und schließlich der Variablen E in Abhängigkeit von $\vec{r}_D$. Folgendes Schema veranschaulicht die Kette dieser Abhängigkeiten:

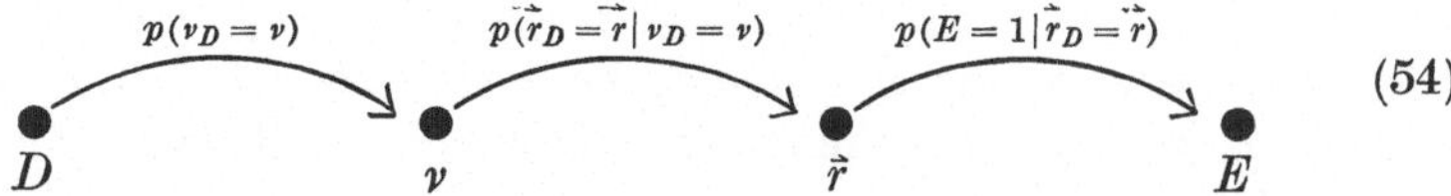

(54)

Mathematisch entspricht dies einer Zerlegung der Wahrscheinlichkeit $W(D)$ in Produkte aus den Wahrscheinlichkeiten $p(\nu_D = \nu)$ und den bedingten Wahrscheinlichkeiten $p(\vec{r}_D = \vec{r} \mid \nu_D = \nu)$ und $p(E = 1 \mid \vec{r}_D = \vec{r})$. Die Zerlegung ist möglich, denn die bedingten Wahrscheinlichkeiten sind unabhängig von D; anschaulich gesprochen heißt das, die Variablen, die durch aufeinanderfolgende Punkte im Schema (54) dargestellt sind, hängen stochastisch voneinander ab, und diese Abhängigkeiten sind unbeeinflußt von dem Wert, den die vorausgehenden Zufallsgrößen annehmen. Eine solche unbeeinflußte stochastische Abhängigkeit zwischen zwei Zufallsvariablen ist jeweils durch einen geschwungenen Pfeil angedeutet.

Daß $p(E = 1 \mid \vec{r}_D = \vec{r})$ unabhängig von D ist, entspricht der Tatsache, daß für den biologischen Effekt nur Betrag und räumliche und zeitliche Verteilung der tatsächlich absorbierten Energie von Bedeutung sind. Die Unabhängigkeit dieser bedingten Wahrscheinlichkeit von ν braucht nicht gezeigt zu werden, da ν implicit durch die r_i nämlich als deren Summe gegeben ist. Die Tatsache, daß die bedingte Wahrscheinlichkeit $p(\vec{r}_D = \vec{r} \mid \nu_D = \nu)$ nicht von der Dosis abhängt, wurde in (37) bis (39) abgeleitet.

Die Abhängigkeit zwischen E und $\vec{r}_D$ sowie die Abhängigkeit zwischen $\vec{r}_D$ und ν_D kennen wir nicht. Dagegen ist die Abhängigkeit zwischen ν_D und D, abgesehen von der Konstanten α, bekannt:

$$p(\nu_D = \nu) = e^{-\alpha D} \frac{(\alpha D)^\nu}{\nu!}. \tag{55}$$

Dementsprechend ziehen wir die letzten beiden Pfeile im Schema (54) in einen zusammen, und erhalten das vereinfachte Schema:

$e^{-\alpha D} \cdot \frac{(\alpha D)^\nu}{\nu!}$ $\quad W_\nu$

D $\quad \nu \quad$ E (56)

Dies entspricht der Beziehung:

$$W(D) = \sum_{\nu=0}^{\infty} W_\nu \cdot e^{-\alpha D} \frac{(\alpha D)^\nu}{\nu!}, \tag{57}$$

wobei man außerdem noch zeigt, daß $W_{\nu+1} \geqq W_\nu$ gilt. Aus dieser Beziehung folgt nun auf Grund der Konvexität von S, daß unabhängig von der

Verteilungsfunktion W_ν für die Dosiswirkungsbeziehung gilt:

$$\bar{\nu} \geqq \frac{\bar{D}^2}{\sigma^2}. \tag{58}$$

Damit ist Satz (8) für eine homogene Population abgeleitet. Die Verallgemeinerung auf eine inhomogene Population gilt dann, wie gezeigt, a fortiori.

2.4. Verschärfung des Satzes und Bedeutung der lokalen Energiedichte

Aus (13) und (18) ergibt sich, daß das Gleichheitszeichen in der Relation

$$\bar{\nu} \geqq \frac{\bar{D}^2}{\sigma^2} \tag{59}$$

nur für eine ganz bestimmte Form der W_ν gilt, nämlich dann, wenn

$$W = 0 \text{ für } \nu < \bar{\nu} \text{ und } W = 1 \text{ für } \nu \geqq \bar{\nu}, \tag{60}$$

anders ausgedrückt, wenn die Anzahl der Absorptionsereignisse den biologischen Effekt eindeutig determiniert. Man kann in diesem Fall dem Schema (56) folgende Form geben:

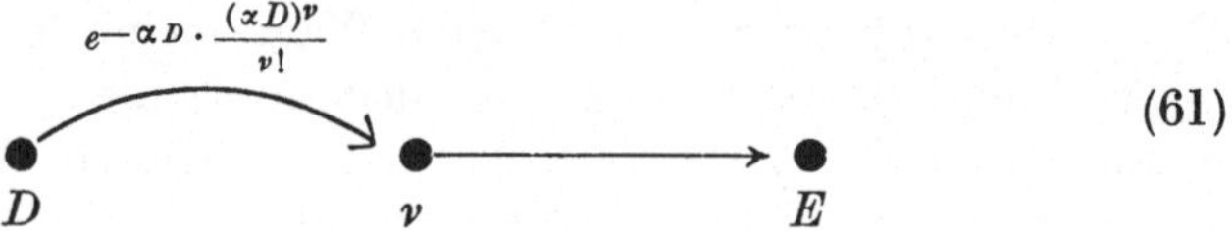

(61)

Der gerade Pfeil deutet dabei eindeutige Abhängigkeit im Gegensatz zu einer stochastischen an. Nur in diesem Fall gilt das Gleichheitszeichen in (59), und dem entspricht auch gerade der sogenannte Mehrtrefferansatz.

Kommen wir auf das Beispiel des Meßinstrumentes zurück, so gilt also, daß bei gegebenem Wert α, d. h. bei bekannter Beziehung $\bar{\nu} = \alpha \bar{D}$ zwischen Dosis und mittlerer Anzahl der Absorptionsereignisse, dasjenige Meßgerät das beste ist, das nach $\bar{\nu}$ Absorptionsereignissen reagiert, um die Dosis $\bar{D}$ anzuzeigen. Es ist für die Messung also nicht von Interesse, den durch die Absorptionsereignisse jeweils übertragenen Energiebetrag zu bestimmen. Das Gerät würde einen größeren Fehler aufweisen, wenn es bei einer bestimmten Schwelle der insgesamt absorbierten Energie anstatt bei einer bestimmten Zahl von Absorptionsereignissen ausschlüge. Wegen des bei den einzelnen Absorptionsereignissen übertragenen unterschiedlichen Energiebetrages würde diese Schwelle einmal bei einer geringeren, ein anderes Mal bei einer höheren Anzahl von Absorptionsereignissen erreicht. Dies kann z. B. für die Meßtechnik durchaus von praktischer Bedeutung sein.

Im Gegensatz zu einem Meßinstrument wird aber ein biologisches Objekt nicht so eingerichtet sein, daß es sozusagen die Absorptionsereignisse „zählt“, daß also ohne Rücksicht auf den Betrag und die Verteilung der absorbierten Energie nach einer bestimmten „Trefferzahl“ der Testeffekt eintritt. Vielmehr wird es gerade bei biologischen Objekten so sein, daß der Betrag der in gewissen empfindlichen Bereichen absorbierten Energie von Bedeutung für den Eintritt oder Nicht- (62)
eintritt des Testeffektes ist. Das erlaubt die Schlußfolgerung, daß in praktischen Fällen, wenn man einmal von wirklichen Eintreffermechanismen absieht, die in Satz (8) angegebene Schwelle stets unter dem tatsächlichen Mittelwert der zum Eintritt des Effektes zusammenwirkenden Absorptionsereignisse liegt. In derselben Richtung wirkt die biologische Variabilität; je stärker sie ins Gewicht fällt, umso kleiner kann der Wert der relativen Steilheit der Dosiswirkungskurve gegenüber der mittleren Anzahl der wirksamen Absorptionsereignisse sein.

Wie läßt sich die Annahme, daß der Eintritt des Testeffektes durch die Dichte der in einem bestimmten empfindlichen Volumen absorbierten Energie bestimmt ist, benutzen, um die Aussage des Satzes (8) zu verschärfen? Der einfachste Ansatz entspricht dem von Rossi et al. diskutierten und in I, 3.3 bereits erwähnten Fall. Wir führen als zusätzliche Zufallsgröße die Dichte Z der im kritischen Bereich absorbierten Energie ein und schreiben statt Schema (54) das folgende:

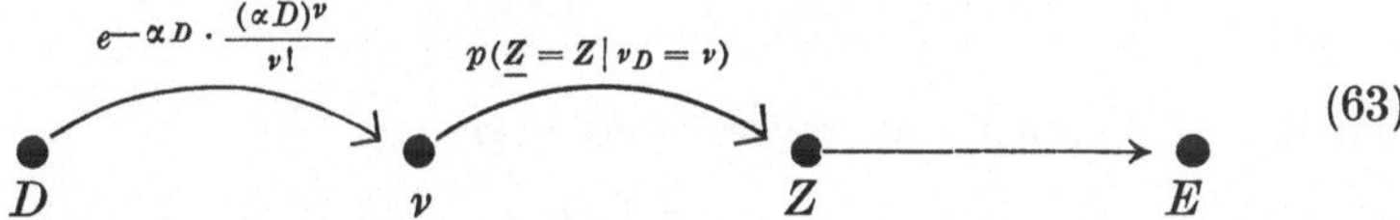

(63)

Dieses Schema ist im Gegensatz zu den Schemata (54) und (56) hypothetisch. Es beruht auf der oben diskutierten Annahme, daß der Effekt allein durch die lokale Energiedichte Z in einem gewissen Bereich, unabhängig von ν, bestimmt werde. Eine bestimmt nur annäherungsweise gültige Annahme ist auch die, daß die Abhängigkeit der Größe E von Z eine eindeutige sei. Man kann aber, und das wird in Teil III durchgeführt werden, ganz analog der Aussage des Satzes (8) über die Mindestzahl der zusammenwirkenden Absorptionsereignisse, von Schema (63) als Sonderfall ausgehend eine untere Schranke der räumlichen Ausdehnung der kritischen Strukturen ableiten. Der Ansatz von Rossi wird also in Teil III die gleiche Rolle spielen, die der sogenannte Mehrtrefferansatz im gegenwärtigen Teil spielt, nämlich die Rolle eines theoretischen Grenzfalles in einem allgemeinen Modell. Je weniger der Ansatz der Wirklichkeit entspricht, um so tiefer wird wiederum die abgeleitete untere Schranke unter dem tatsächlichen Wert für den Durchmesser des empfindlichen Bereiches liegen. Voraussetzung für die Überlegungen ist die

Kenntnis der stochastischen Beziehung zwischen Z und v oder, wenn man das Schema (63) in der verkürzten Form:

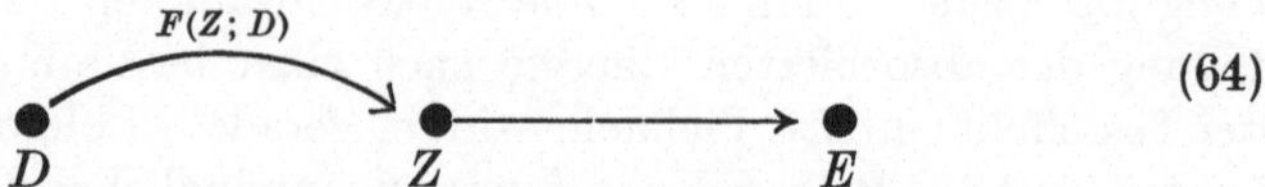

(64)

schreibt, die Kenntnis der Wahrscheinlichkeit $p(\underline{Z} \leqq Z; D)$. Wir bezeichnen diese Verteilungsfunktionen von Z mit $F(Z; D)$. Man kann die Funktion $F(Z; D)$ bzw. die zugehörige Dichte experimentell bestimmen, wie dies Rossi et al. tun. In Teil III wird gezeigt, wie die Verteilungen auch rechnerisch für die verschiedenen Strahlenarten und die verschiedenen Größen des empfindlichen Bereiches abgeleitet werden können. Diese erst später folgenden Überlegungen sind bereits hier angedeutet, um den inneren Zusammenhang der Argumentation zu zeigen.

2.5. Beziehungen zur Treffertheorie

Für den sogenannten n-Treffer-Vorgang gilt nach I, (12):

$$W(D) = \int_0^D \alpha e^{-\alpha x} \frac{(\alpha x)^{n-1}}{(n-1)!} dx \tag{65}$$

und

$$w(D) = \alpha e^{-\alpha D} \frac{(\alpha D)^{n-1}}{(n-1)!} . \tag{66}$$

Damit erhält man für Mittelwert und Varianz:

$$\overline{D} = \frac{n}{\alpha} \tag{67}$$

und

$$\sigma^2 = \frac{n}{\alpha^2} , \tag{68}$$

und daher für die relative Steilheit:

$$S = n . \tag{69}$$

Also gibt, wie bereits in (60) festgestellt, in diesem Fall die relative Steilheit unmittelbar die „Trefferzahl" an. Die Bestimmung der Größe S ist also auch in Fällen sinnvoll, in denen man glaubt, den treffertheoretischen Formalismus beibehalten zu können. Man hat damit eine Methode zur Bestimmung der „Trefferzahl", die, da sie nur die Kenntnis des Mittelwertes und der Streuung der Inaktivierungsdosis voraussetzt, den konventionellen Methoden überlegen ist.

Da nur für den Mehrtrefferansatz sowie für Eintreffermechanismen statt der Relation $S \leqq \bar{v}$ die Beziehung $S = \bar{v}$ gilt, ist insbesondere auch für den sogenannten Mehrbereichsansatz die mittlere Anzahl der wirksamen Absorptionsereignisse größer als die relative Steilheit S. Die Werte S für den „Mehrbereichsansatz" sollen aber nicht angegeben werden; es könnte dadurch nur der falsche Eindruck entstehen, daß diesem Modell praktische Bedeutung zukommt. Wie in I, 3 gezeigt, ist keine Unterscheidung zwischen Mehrtrefferansatz und Mehrbereichsansatz auf Grund der Form der Dosiswirkungskurve möglich. Das unterstreicht jedoch nur die generelle Bedeutung der Größe S, die nicht an ein bestimmtes Modell gebunden ist. SOMMERMEYER schlägt die Bezeichnung „scheinbare Trefferzahl" für die Trefferzahl der Mehrtrefferkurve vor, die eine gegebene Dosiswirkungsbeziehung am besten approximiert. Die Bestimmung der Größe S und ihre Bezeichnung als relative Steilheit können als Erweiterung dieses Vorschlages angesehen werden. Die Größe S sei aber deshalb nicht als „scheinbare Trefferzahl" bezeichnet, weil stets angenommen werden kann, daß $S < \bar{\nu}$ ist. Die einzige Ausnahme können exponentielle Dosiswirkungsbeziehungen bilden, nämlich dann, wenn sich durch Bestimmung des formalen Wirkungsquerschnittes allein bereits zeigt, daß man es tatsächlich mit einem Eintreffervorgang zu tun hat.

Es sei noch darauf hingewiesen, daß neben den bereits diskutierten Faktoren: biologische Variabilität, Stochastik der vitalen Prozesse und unterschiedliche Wirksamkeit der einzelnen Absorptionsereignisse auch der Einfluß der Erholungsvorgänge zu einer Verringerung der Größe S gegenüber der mittleren Anzahl wirksamer Absorptionsereignisse führt. Abb. 7 (S. 14) zeigt, daß sich eine Dosiswirkungsbeziehung mit wachsendem Einfluß der rückläufigen Prozesse exponentieller Form anschmiegt. Das bedeutet, daß die relative Steilheit sich dem Wert $S = 1$ nähert. In dem Vergleich mit einem Meßinstrument ist dies wiederum leicht verständlich. Rückläufige Vorgänge bedeuten mangelhafte Speicherung der „Meßdaten". Je stärker rückläufige Prozesse ins Gewicht fallen, desto ungenauer wird die Messung und damit um so kleiner der Wert von S.

In der treffertheoretischen Literatur wurde und wird eingehend die Frage diskutiert, wie durch Überlagerung verschiedener Dosiswirkungsbeziehungen eine bestimmte Form der Dosiswirkungskurve approximiert werden kann (TIMOFÉEFF-RESSOVSKY und ZIMMER, ZIMMER, SOMMERMEYER, FOWLER). Auch dazu lassen sich aus Satz (8) Folgerungen ziehen. Insbesondere läßt sich folgende Feststellung treffen:

Entsteht eine Dosiswirkungskurve durch Superposition verschiedener Mehrtrefferkurven, so ist ihre relative Steilheit (und damit ihre „scheinbare Trefferzahl") stets kleiner als der der Überlagerung entsprechende Mittelwert der einzelnen „Trefferzahlen". (71)

D. h., wenn $W_n(D)$ eine n-Treffer-Kurve ist, so folgt aus:

$$W(D) = \sum_{n=1}^{I} h_n \cdot W_n(D)\,, \quad \sum_{n=1}^{I} h_n = 1;\; h_n \neq 1;\; h_n \geqq 0 \tag{72}$$

die Relation:

$$S < \sum_{n=1}^{I} h_n \cdot n \,. \tag{73}$$

Die Feststellung läßt sich, wie aus (13) und (18) folgt, verallgemeinern: *Ist $W(D) = \Sigma h_i W_i(D)$, und ist S bzw. S_i die relative Steilheit der Verteilungen $W(D)$ bzw. $W_i(D)$, so ist dann und nur dann $S = \Sigma h_i S_i$, wenn alle Verteilungen $W(D)$ und $W_i(D)$ denselben Mittelwert und dieselbe Varianz haben. Ist dies nicht der Fall, so gilt: $S < \Sigma h_i S_i$.* (74)

Je mehr sich Mittelwerte und Varianzen der einzelnen Dosiswirkungsbeziehungen unterscheiden, desto kleiner ist die resultierende „scheinbare Trefferzahl", d. h. relative Steilheit, gegenüber dem Mittel der entsprechenden Größen der Ausgangskurven.

So ist es zwar möglich, eine Kurve niederer „Trefferzahl" durch Kurven höherer „Trefferzahl" zu approximinieren, nicht aber umgekehrt. Insbesondere kann eine exponentielle Dosiswirkungsbeziehung durch Überlagerung von Mehrtrefferkurven erzeugt werden. Dagegen ist es unmöglich, etwa eine 4-Treffer-Kurve durch Überlagerung von 1-, 2- und 3-Treffer-Kurven anzunähern. Diese Feststellung entspricht der schon in den vorangehenden Abschnitten erwähnten Tatsache, daß biologische Variabilität — und biologische Variabilität bedeutet ja Überlagerung verschiedener Dosiswirkungskurven (s. S. 10) — zur Folge hat, daß die relative Steilheit der Dosiswirkungsbeziehung verkleinert wird gegenüber der mittleren Anzahl wirksamer Absorptionsereignisse.

Die Approximation beliebiger Dosiswirkungskurven durch eine Überlagerung von „Blau- und Altenburger Kurven" kann auf verschiedenste Art erfolgen. Ohne diese Möglichkeiten im einzelnen zu diskutieren, sei lediglich bemerkt, daß Formel (42) eine der stets möglichen Zerlegungen einer beliebig vorgegebenen Dosiswirkungsbeziehung angibt. Man muß sich jedoch davor hüten, der stets möglichen Zerlegung einer Verteilungsfunktion in Gammaverteilungen tiefere Bedeutung beizumessen. Es handelt sich dabei um eine rein formale Operation, die überdies, im Gegensatz etwa zur Fourierzerlegung einer Funktion, nicht einmal eindeutig ist.

In diesem Zusammenhang sei schließlich noch auf einen charakteristischen Unterschied zwischen der alten treffertheoretischen Interpretation der Dosiswirkungsbeziehungen und der hier gegebenen hingewiesen. Während üblicherweise gerade die exponentiellen Dosiswirkungsbeziehungen die schärfste Deutung, nämlich die als „Eintrefferkurven" zulassen, und die sigmoiden Dosiswirkungskurven nur unter großem Vorbehalt als Mehrtreffer- oder Mehrbereichskurven zu deuten sind, ist in unserer formalen Analyse aus exponentiellen Dosiswirkungskurven kein Schluß auf die Anzahl der zusammenwirkenden

Absorptionsereignisse zu ziehen; für diesen Fall ist $S = 1$ und die Aussage $\bar{\nu} \geqq 1$ ist trivial und sagt nichts über den Inaktivierungsmechanismus aus. Dagegen erlauben sigmoide Kurven gesicherte Schlüsse auf eine Mindestzahl zusammenwirkender Absorptionsereignisse.

3. Diskussion experimenteller Ergebnisse

Der in 3.2 abgeleitete Satz ist nicht auf strahlenbiologische Probleme allein, sondern allgemein auf Poissonprozesse anwendbar. Tatsächlich ist aber Strahlung wohl das beste Beispiel für einen zusammengesetzten Poissonprozeß, da sie in statistisch streng voneinander unabhängigen Absorptionsereignissen auf das Testobjekt wirkt, man es also nicht, wie in anderen mathematischen Modellen, etwa in der Theorie der Warteschlangen, höchstens näherungsweise mit Poissonprozessen zu tun hat.

3.1. Die Quantennatur des Sehvorganges

Es liegt nahe, zunächst beim Beispiel des Meßgerätes zu bleiben und das gebräuchlichste und im Bereich des sichtbaren Lichtes — wenn man einmal von gekühlten Photovervielfachern absieht — empfindlichste Instrument zu diskutieren. Eine große Zahl experimenteller Studien befaßt sich mit der Empfindlichkeitsschwelle des Wirbeltierauges oder auch des Auges niederer Lebewesen (Hartline und Graham, Hecht et al., Vavilov und Timoféeva, Brumberg et al., Bouman und van der Velden, Baumgardt, Pirenne).

Es war zunächst üblich, ganz analog der strahlenbiologischen Schlußweise — wenn auch nicht mit Bezug auf sie —, auf die „Trefferzahl" zu schließen, die einem eben noch empfundenen Lichteindruck entspricht. Man approximierte die Kurven, die die Wahrnehmungshäufigkeit als Funktion des Energieinhaltes der Lichtblitze wiedergaben, durch Gammaverteilungen, d. h. in treffertheoretischer Ausdrucksweise, durch „Mehrtrefferkurven", und bestimmte so die Anzahl der nötigen Quanten. Später wurde auf die Möglichkeit der Störung der Beobachtungsdaten durch die „biologische Variabilität" hingewiesen. Das führte dann dazu, daß man zwar die beobachtete „Trefferzahl" n noch als Anhaltspunkt weiterbenutzte, aber doch die Möglichkeit offen ließ, daß die jeweilige kritische Anzahl der Lichtquanten größer und kleiner als n ist. Lediglich den Fall $n = 1$ wagte man auszuschließen.

Obwohl der Einfluß der biologischen Variabilität, und gerade in diesem Beispiel sicher auch der in der Literatur nicht behandelte Einfluß der Stochastik der vitalen Prozesse eine Rolle spielt, ist nach Satz (8) doch ein Schluß aus den Beobachtungsdaten möglich. Während die Versuche an sich darauf angelegt sind zu zeigen, wie wenige Lichtquanten genügen, um einen Lichteindruck hervorzurufen, läßt sich aus der Kurvenform aber nur erschließen, wie viele Lichtquanten dazu wenigstens nötig sind. Abb. 10 gibt Beispiele experimentell bestimmter Kurven wieder (HECHT et al.). Da in diesen Beispielen die relative Steilheit der Kurven gleich 5, 6 bzw. 7 ist, folgt, daß zur Auslösung eines Lichteindrucks im Mittel wenigstens etwa 6 Lichtquanten auf den Sehpurpur

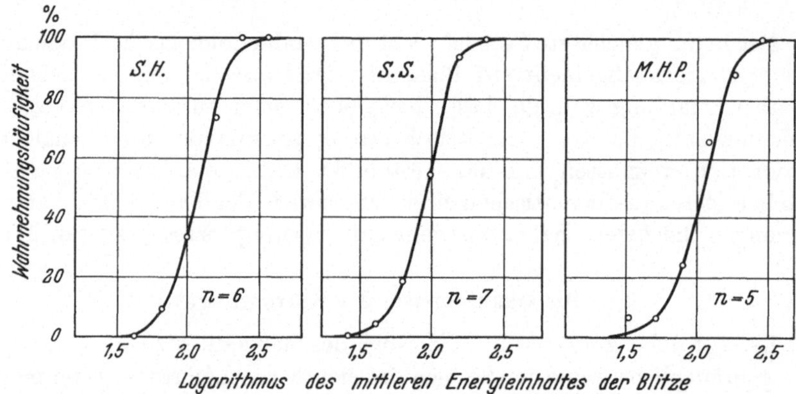

Abb. 10. Wahrnehmungshäufigkeit in Abhängigkeit vom mittleren Energieinhalt der Lichtblitze. Es sind drei Experimente an verschiedenen Versuchspersonen wiedergegeben; die ausgezogenen Kurven sind Gamma-Verteilungen, also sogenannte Mehrtrefferkurven. Die „Trefferzahlen" sind, von links nach rechts, n = 6, 7, 5. (Nach HECHT et al.)

einwirken müssen; die tatsächliche Zahl kann jedoch größer sein. Es ist bei diesen Versuchen aber möglich, auch eine obere Grenze anzugeben. Es wurde festgestellt, daß zur Auslösung eines Lichteindruckes im Mittel etwa 100 Photonen die Hornhaut über der Pupille treffen müssen; davon wird etwa die Hälfte im optischen Medium des Auges absorbiert, und es wird angenommen, daß vom verbleibenden Licht weniger als 20% den Sehpurpur der Stäbchen erreicht, so daß man also folgern kann: Die mittlere Anzahl der zur Auslösung eines Lichtreizes nötigen Quanten ist größer als 6, aber vermutlich nicht wesentlich größer als 10.

Trotz dieser Aussage ist es kaum berechtigt, auf eine feste Anzahl der zur Auslösung einer Lichtempfindung nötigen Quanten zu schließen. Die durch die Lichtwirkung auf den Sehpurpur ausgelösten elektrischen Impulse müssen auf ihrem Weg zum optischen Zentrum des Gehirns synaptische Barrieren überwinden, außerdem stehen sie in Konkurrenz mit dem spontanen „Rauschen", d. h. mit den auch ohne Lichteinfall auf das Auge ständig auftretenden Entladungen. Man hat es also mit einem komplexen stochastischen Vorgang zu tun, selbst wenn man von der zufälligen Natur des Quanteneinfalls absieht. So ist es nicht weiter verwunderlich, daß die Beobachtungsergebnisse nicht nur vom Adaptionszustand des Auges, sondern auch noch von zahlreichen anderen

Faktoren abhängen. Tatsächlich hat man auch beträchtlich von den Kurven der Abb. 10 abweichende Ergebnisse gefunden (VAVILOV und TIMOFÉEVA, BOUMAN et al., BAUMGARDT); ein Resultat kann sich daher nur auf die jeweiligen Versuchsbedingungen beziehen.

3.2. Abtötung von *Colpidium colpoda*

Als erstes strahlenbiologisches Beispiel sei zunächst ein historisches gewählt. CROWTHER entwickelte unabhängig von DESSAUER den Formalismus der Treffertheorie. Er ging von einer Dosiswirkungsbeziehung aus, die er an dem Protozoon *Colpidium colpoda* ermittelt hatte. Abb. 2 (S. 6) gibt diese Dosiswirkungsbeziehung wieder, die sich näherungsweise durch die Funktion

$$W(D) = e^{-\alpha D}\left(1 + \alpha D + \frac{(\alpha D)^2}{2!} + \cdots + \frac{(\alpha D)^{48}}{48!}\right)$$

darstellen ließ. CROWTHER schloß aus der Kurvenform, daß ein Protozoon durch 49 Treffer an einer bestimmten empfindlichen Struktur abgetötet werde. Angesichts der später erhobenen Einwände gegen die treffertheoretischen Ansätze mußte gerade dieses Beispiel als haltlos erscheinen. Sehen wir einmal ab von der Tatsache, daß bei diesem Beispiel aus der Frühzeit der Strahlenbiologie die Dosiswirkungsbeziehung nur ungenau durch die stark streuenden Beobachtungspunkte bestimmt ist, und nehmen wir an, die interpolierte Kurve der Abb. 2 sei die tatsächlich gültige. Wie könnte man selbst dann aus einer der Normalverteilung so nahen Kurve, wie es die Dosiswirkungskurve der Abb. 2 ist, auf einen 49-Treffer-Vorgang schließen. Wie in der grundlegenden Arbeit von RAJEWSKY gezeigt wurde, kann die Kurvenform ohne Zweifel durch die biologische Variabilität innerhalb der Population bedingt sein. Auch die biologische Stochastik mag zur Verschleifung der Kurve beitragen. Nach Satz (8) ergibt sich aber eine eindeutige Aussage. Die relative Steilheit $S = \bar{D}^2/\sigma^2$ hat für diese Kurve den Wert $S \approx 50$, also müssen im Mittel wenigstens 50 Absorptionsereignisse zusammenspielen, um ein Protozoon zu inaktivieren. Möglicherweise sind viele hundert Absorptionsereignisse nötig, und die Höhe der nötigen Dosen läßt dies sogar vermuten, 50 aber ist eine absolute untere Schranke, die sich rein formal ergibt, falls die Dosiswirkungsbeziehung der Abb. 2 gültig ist. Damit ist die Aussage von CROWTHER in eine präzise und gerade in diesem Beispiel auch biologisch interessante Aussage verwandelt.

3.3. Inaktivierung von Säugetierzellen in vitro

In den letzten Jahren wurden in zahlreichen Laboratorien Bestrahlungsversuche an in vitro-Kulturen isolierter Säugetierzellen durchgeführt. Der technische Aufwand für solche Versuche ist groß, und es können nie alle Versuchsparameter eindeutig festgelegt werden. Meist werden von den Autoren keine Konfidenzbereiche für die Resultate angegeben. Der statistische, durch die endliche Anzahl der Zellen in jedem Versuch bedingte Fehler tritt zurück gegenüber der Ungenauigkeit, die dadurch zustande kommt, daß sich die Eigenschaften der Zellkulturen und Nährmedien nicht hinreichend konstant halten lassen. Von überraschend geringem Einfluß auf die Form der Dosiswirkungskurven ist jedoch die Art der Zellen; es ergeben sich für maligne und normale Zellen der verschiedensten Gewebe und Tierspecies grundsätzlich die gleichen Kurvenformen. Es erscheint daher gerechtfertigt, eine vergleichende Übersicht über eine Reihe von Resultaten zu geben und bezüglich der Einzelheiten der Versuche auf die Originalarbeiten zu verweisen. SINCLAIR gibt eine zusammenfassende Darstellung über die bei diesen Untersuchungen auftretenden Probleme.

In Tab. 1 sind charakteristische Größen für einige Dosiswirkungsbeziehungen zusammengestellt. Ergänzt sind die in vitro gewonnenen Daten durch eine von BATEMAN et al. ermittelte Dosiswirkungsbeziehung für in vivo bestrahlte, hochempfindliche Mäusespermatogonien.

In der Tabelle sind neben den Größen $\bar{D}$ und S die konventionellen Kenngrößen einer Dosiswirkungsbeziehung aufgeführt. Es ist aber im allgemeinen weder nötig noch möglich alle diese Zahlen anzugeben. So ist insbesondere nicht stets zu erwarten, daß die Größen D_0 und e überhaupt existieren; die die Anfangsneigung der Dosiswirkungsbeziehung bestimmende Größe D_1 ist meist nur mit großer Ungenauigkeit aus den experimentellen Daten abzulesen; die Größe D_{37} schließlich unterscheidet sich, wie aus der Tab. 1 zu entnehmen ist, nur wenig von $\bar{D}$.

Weiter unten folgen einige Bemerkungen über die konventionellen Größen; zunächst sei jedoch auf die mittlere Inaktivierungsdosis $\bar{D}$ und die relative Steilheit S eingegangen.

Sieht man vom Sonderfall der in vivo bestrahlten Spermatogonien ab, so liegen die mittleren Inaktivierungsdosen in der gleichen Größenordnung.

Von Interesse im gegenwärtigen Zusammenhang sind vor allem die Werte der relativen Steilheit S der Dosiswirkungsbeziehungen; sie liegen durchwegs über 2. Für die Dosiswirkungskurven, die von HUMPHREY und SINCLAIR und von MILETIĆ et al. abgeleitet wurden, erreicht die Größe S einen Wert von etwa 4. Es wäre allerdings verfehlt, die betreffenden Kurven deshalb als 4-Treffer-Kurven zu bezeichnen. Der Wert von 4 beweist nach Satz (8) lediglich, daß die im Mittel zur Inaktivierung einer Zelle nötige Anzahl von Absorptionsereignissen nicht kleiner als 4 sein kann. Tatsächlich wäre bei einem Mittelwert von 4 wirksamen Absorptionsereignissen die beobachtete Kurvenform nur

Tabelle 1. *Charakteristische Größen für einige an Säugetieren ermittelte Dosiswirkungskurven (bei den Experimenten a, b, c, d, e wurde Röntgenstrahlung, beim Experiment f Co^{60}-γ-Strahlung verwendet)*

Zellart	$\bar{D}$ rad	S	D_{37} rad	D_1 rad	D_0 rad	e	Autoren
a) Chinesischer Hamster (Lungengewebe); in vitro	254	2,3	287	~400	125	4,5	ELKIND und SUTTON (s. Abb. 3 u. 27)
b) Lettrè Ehrlich Ascites; in vitro	379	3,9	405	∞	150	6	HUMPHREY und SINCLAIR (s. Abb. 3 u. 27)
c) L-Zellen, C 3 H-Maus; in vitro	359	3,7	370	∞	170	2,9	MILETIĆ et al. (s. Abb. 27)
d) Menschl. Leberzellen; in vitro	275	2,7	270	∞	166	2	PUCK (s. Abb. 27)
e) Menschl. Nierenzellen; in vitro	290	2,0	320	~400	—	—	BARENDSEN et al. (s. Abb. 27)
f) Mäusespermatogonien; in vivo	44	2,0	45	~200	32	3,7	BATEMAN et al.

Definitionen: $\bar{D}$: Mittlere Inaktivierungsdosis

S: Relative Steilheit

D_{37}: Dosis für die Überlebensrate 37%

D_1: $\lim_{N \to N_0} \frac{dD}{d\ln N}$, d. h. reziproke Anfangsneigung*

D_0: $\lim_{N \to 0} \frac{dD}{d\ln N}$, d. h. reziproke Endneigung*

e: Extrapolationsnummer

* Offenbar ist, in der Terminologie von I,4, $D_1^{-1} = R(o)$ und $D_0^{-1} = R(\infty)$. Es wäre also an sich konsequent, anstelle von D_1 und D_0 den Anfangs- und Endwert der Reaktivität anzugeben. Die Größen D_1, D_{37} und D_0 haben sich jedoch in der Literatur eingebürgert. Es ist allerdings darauf hinzuweisen, daß die Bezeichnungsweise durchaus nicht einheitlich ist.

möglich, wenn die Streuung der Inaktivierungsdosis allein auf die Inhomogenität der Energiedeposition zurückginge und die Variabilität der Empfindlichkeit und die Stochastik der vitalen Prozesse keinerlei Rolle spielten.

Dies ist sicher nicht der Fall. Die bestrahlten Zellen waren in den Beispielen der Tab. 1 nicht synchronisiert, d. h. sie befanden sich in verschiedenen Phasen ihres Generationscyclus, und den einzelnen Stadien des Generationscyclus entspricht bekanntlich eine sehr unterschiedliche Strahlenempfindlichkeit der Zelle. SINCLAIR und MORTON finden bei Bestrahlung einer synchronisierten Zellkultur zu verschiedenen Zeitpunkten stark differierende Dosiswirkungskurven. Solange sich der größte Teil der Zellen in der G_1- oder G_2-Phase befindet, ergeben sich Dosiswirkungsbeziehungen mit einer mittleren Inaktivierungsdosis von 300 rad, während der S-Phase ein $\bar{D}$ von etwa 530 rad entspricht. Insbesondere zeigt sich, daß, wie zu erwarten, der Mittelwert der den einzelnen Phasen zugeordneten Größe S größer ist als die relative Steilheit der an der nichtsynchronisierten Population beobachteten Dosiswirkungsbeziehung*. Dies unterstreicht die Notwendigkeit, stärker als bisher mit synchronisierten Zellkulturen zu arbeiten, sofern man an den biophysikalischen Primärvorgängen interessiert ist.

Wenn man mit einer nichtsynchronisierten Zellkultur arbeitet, erhält man einen Wert S, der kleiner ist als der Mittelwert von S in den einzelnen Phasen des Zellcyclus. Dasselbe geschieht, wenn man mehrere in verschiedenen Versuchsserien gewonnene Dosiswirkungskurven überlagert; man erhält aus der resultierenden Kurve dann nicht den Mittelwert der relativen Steilheit, sondern einen zu kleinen Wert. Das ist auch anschaulich klar, denn wenn man die Daten aus verschiedenen Versuchsreihen kombiniert, so kommt im Resultat ein stochastischer Faktor — nämlich die unvermeidbare Variation der Versuchsbedingungen —, und es sei darauf hingewiesen, daß bei dem äußerst komplexen Objekt Zelle bereits geringste Einflüsse, wie z. B. der tageszeitlich variierende Teilungsrhythmus, eine Rolle spielen können — verstärkt zum Ausdruck, d. h. die Verschleifung der Stufenform der Dosiswirkungskurve nimmt zu.

Es ist also besser, die in einer Versuchsreihe gewonnenen Dosiswirkungsbeziehungen zu veröffentlichen als eine gemittelte Kurve. Andererseits sei vorgeschlagen, den Mittelwert der Größe $\bar{D}$ und S über alle durchgeführten Versuche stets anzugeben; man muß sich der Gefahr der unbewußten Verfälschung der Resultate durch selektive Veröffentlichung einzelner Dosiswirkungsbeziehungen bewußt sein. Letzteres ist besonders wichtig, falls die Größen e und D_0 angegeben werden; bei Durchsicht der Literatur hat man gelegentlich das Gefühl, daß *a priori*-Annahmen, wie z. B. die sicher nicht allgemein gerechtfertigte Annahme einer endlichen Extrapolationsnummer und damit des exponentiellen Verlaufs der Dosiswirkungsbeziehung im Bereich hoher Dosen, einen Einfluß auf die Auswahl der veröffentlichten Kurven und

* Die Dosiswirkungskurve $W(D)$ für die nichtsynchronisierte Population ist als die Überlagerung der den einzelnen Phasen des Zellcyclus zugeordneten Dosiswirkungskurven $W_i(D)$ anzusehen:

$$W(D) = \Sigma\, h_i W_i(D), \quad \text{wo } h_i \text{ der relative Anteil der Phase } i \text{ in der unsynchronisierten Population ist.}$$

Die Momente ergeben sich dann durch entsprechende lineare Überlagerung, nicht aber die relative Steilheit S:

$$\bar{D} = \Sigma\, h_i \bar{D}_i, \text{ aber } S = \frac{(\Sigma\, h_i \bar{D}_i)^2}{\Sigma\, h_i m_{2,i} - (\Sigma\, h_i \bar{D}_i)^2} < \Sigma\, h_i S_i \text{ [s. (74)].}$$

auch auf die Art der Interpolation der einzelnen Beobachtungspunkte haben. Diese Gefahr läßt sich bei einer so anschaulichen aber letzten Endes weder streng interpretierbaren noch exakt aus den Beobachtungspunkten konstruierbaren Größe, wie es die Extrapolationsnummer ist, nicht vermeiden. Auch dies weist auf die größere Bedeutung der Größe S hin.

Wie schon im ersten Abschnitt festgestellt wurde, sind die konventionellen Größen nicht in jedem Fall unbrauchbar. Lediglich die sogenannte Trefferzahl muß ganz durch die Größe S ersetzt werden; sie ist daher auch nicht in Tab. 1 aufgeführt. D_0 und e haben eine gewisse praktische Bedeutung für alle Fragen, bei denen es vor allem auf den Endteil der Dosiswirkungskurve ankommt.

Man muß dabei nur, gemäß den Überlegungen in Teil I, die Begrenztheit des mit diesen Größen verbundenen Konzepts im Auge behalten. Die Extrapolationsnummer kann keinesfalls als ,,Bereichszahl" im alten treffertheoretischen Sinne angesehen werden; sie ist eher als Ausdruck einer Kompensationsfähigkeit der bestrahlten Zelle zu betrachten (Hug und Kellerer). Ein konstanter Endwert der Neigung der Dosiswirkungskurve in halblogarithmischer Darstellung, d. h. ein konstanter Endwert der Reaktivität, könnte, wie in Teil I beschrieben, durch einen Verlust der Kompensationsfähigkeit oder durch ein Gleichgewicht schädigender und rückläufiger Prozesse bedingt sein. Jedoch ist ein solcher Endwert der Reaktivität kaum mit Sicherheit aus experimentellen Ergebnissen abzulesen; es sei hier bemerkt, daß eine logarithmische Normalverteilung der biologischen Variabilität einen über einen sehr weiten Bereich exponentiellen Teil der Dosiswirkungskurven vortäuschen kann (s. Anhang S. 70).

Die Angabe der Größe D_{37} kann als ein Ersatz für die Angabe der Größe $\overline{D}$ angesehen werden; wie aus Tab. 1 hervorgeht, unterscheiden sich beide Größen nur wenig. Allerdings hat z. B. die von Puck abgeleitete Dosiswirkungsbeziehung einen größeren Mittelwert der Inaktivierungsdosis aber einen kleineren Wert D_{37} als die von Elkind und Sutton ermittelte Dosiswirkungsbeziehung. Grundsätzlich können zwei Dosiswirkungskurven dieselbe D_{37} aber sehr unterschiedliche mittlere Inaktivierungsdosen haben.

Begrifflich ist die Unterscheidung der beiden Größen jedenfalls wichtig, und auch deshalb sei die Verwendung der Kenngröße mittlere Inaktivierungsdosis $\overline{D}$ ganz allgemein vorgeschlagen. Die Größe $\overline{D}$ ist schon deshalb vorzuziehen, weil ihr Wert durch die Reaktion der gesamten Population bestimmt ist, während die 37%-Dosis durch einen einzigen Punkt der Dosiswirkungskurve gegeben ist, und der Kurvenverlauf über diese Dosis hinaus keine Rolle mehr spielt.

Die Anfangsneigung $1/D_1$ der Dosiswirkungskurve ist die letzte der zu erwähnenden Kenngrößen; sie ist auch die am seltensten angegebene und am schwierigsten experimentell zu bestimmende. Die Größe ist insbesondere wichtig im Hinblick auf die noch ungeklärte Frage der Wirksamkeit kleinster Strahlendosen.

Bei der Einwirkung sehr dicht ionisierender Strahlung, z. B. α-Strahlung von weniger als 10 MeV, auf die Zelle ergeben sich exponentielle oder doch nahezu exponentielle Dosiswirkungsbeziehungen. Es liegt nahe, dabei an einen Eintreffervorgang zu denken; und in gewissen Fällen läßt die Größe des Wirkungsquerschnittes gar keine andere Deutung zu. Da auch bei locker ionisierender Strahlung stets einzelne dicht ionisierende δ-Spuren auftreten, könnte die Anfangsneigung sigmoider Dosiswirkungskurven ebenfalls Ausdruck von Eintreffervorgängen sein. Ist dies der Fall, so müßte bei beliebiger Verringerung der Dosisleistung die Dosiswirkungskurve sich der Funktion:

$$\frac{N}{N_0} = e^{-\frac{D}{D_1}},$$

annähern. Einige Untersuchungen deuten darauf hin, daß dies tatsächlich der Fall ist (ELKIND et al., HALL und BEDFORD, LAJTHA und OLIVER). Diese Untersuchungen müssen aber gerade an Säugetierzellen noch bestätigt werden. Überdies ist hier die Feststellung aus I, 4 zu wiederholen, daß rein formal ein Eintrefferanteil der Strahlenwirkung nicht aus der Form der Dosiswirkungskurve erschlossen werden kann. Selbst exponentielle Dosiswirkungsbeziehungen können auch noch bei rein kontinuierlicher Schädigung auftreten. Dies ist insbesondere deswegen von Bedeutung, weil bei locker ionisierender Strahlung die Zelle und selbst ihr Kern bereits bei einer Dosis von nur 1 rad im Mittel von mehreren hundert ionisierenden Teilchen getroffen werden. Bei den niedrigsten Dosen, die experimentell noch faßbare Wirkung haben, ist die Anzahl der Absorptionsereignisse im Zellkern bereits sehr groß.

Nicht nur die Deutung der Größe D_1 ist daher problematisch, auch ihre experimentelle Bestimmung ist unsicher. Bei beiden in Abb. 3 wiedergegebenen Dosiswirkungskurven wurde Röntgenstrahlung verwendet, beide gelten für unsynchronisierte Zellkulturen in vitro; trotzdem hat nur eine der beiden eine ausgeprägte Anfangsneigung. Es läßt sich bisher nicht entscheiden, ob dieser Unterschied durch Unterschiede der Versuchstechnik oder der beiden Zellarten bedingt ist (siehe dazu I, 4). Die Frage nach dem irreversiblen „Eintrefferanteil" der cytologischen Wirkung locker ionisierender Strahlung ist noch offen.

Anhang

1. Ein numerisches Beispiel zur Bestimmung der Größen $\bar{D}$ und S

Die Ermittlung des Mittelwertes und der Streuung einer graphisch vorgegebenen Verteilungsfunktion ist zwar ein durchaus elementares Problem, sei hier aber doch an einem numerischen Beispiel erläutert.

Als Beispiel wird eine von HUMPHREY und SINCLAIR ermittelte Dosiswirkungskurve gewählt (Experiment *b* in Tab. 1, S. 63). Für die Berechnung werden die kontinuierlichen Integrale in den Definitionen der Momente durch diskrete Summen ersetzt:

$$\bar{D} = m_1 = \int_0^\infty D\,w(D)\,dD = \int_0^\infty D\,dW(D) \approx \Sigma D_i \cdot \Delta_i W(D)$$

$$m_2 = \int_0^\infty D^2\,w(D)\,dD = \int_0^\infty D^2\,dW(D) \approx \Sigma D_i^2 \cdot \Delta_i W(D).$$

Man approximiert also die kontinuierliche Kurve (punktierte Linie in Abb. 11) durch eine diskrete Verteilung, d. h. eine Folge von Stufen (ausgezogene Linie).

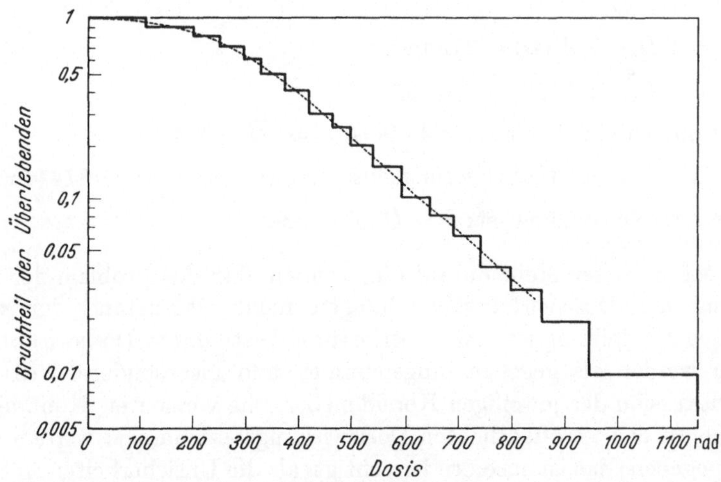

Abb. 11. Dosiswirkungsbeziehung für röntgenbestrahlte *Lettre Ehrlich Ascites* Zellen (HUMPHREY und SINCLAIR)

Die Größe der Stufen, d. h. die Aufspaltung in Überlebensklassen, ist willkürlich. Je kleinere Stufen man wählt, desto genauer sind die berechneten Werte. Die Genauigkeit ist letzten Endes allerdings durch die Unsicherheit der experimentellen Daten limitiert.

Der im vorliegenden Beispiel gewählten Einteilung entsprechen die in der folgenden Tabelle angegebenen Werte:

Überlebensklasse	$\Delta_i W(D)$	D_i rad
1 bis .9	.1	110
.9 bis .8	.1	200
.8 bis .7	.1	250
.7 bis .6	.1	290
.6 bis .5	.1	325
.5 bis .4	.1	360
.4 bis .3	.1	420
.3 bis .25	.05	470
.25 bis .2	.05	500
.2 bis .15	.05	540
.15 bis .1	.05	590
.1 bis .08	.02	640
.08 bis .06	.02	690
.06 bis .04	.02	740
.04 bis .03	.01	800
.03 bis .02	.01	860
.02 bis .01	.01	940
.01 bis 0	.01	1150

Aus dieser Tabelle ergeben sich durch Produktbildung und Summation die Werte:

$$m_1 = \Sigma D_i \cdot \Delta_i W(D) = 379 \text{ rad},$$

$$m_2 = \Sigma D_i^2 \cdot \Delta_i W(D) = 181\,085 \text{ rad}^2.$$

Die mittlere Inaktivierungsdosis ist also: $\overline{D} = 379$ rad.

Die Varianz der Inaktivierungsdosis ist: $\sigma^2 = m_2 - m_1^2 = 37\,444 \text{ rad}^2$.

Die relative Steilheit ist: $S = \overline{D}^2/\sigma^2 = 3.9$.

Es sei an dieser Stelle darauf hingewiesen, daß das Problem der Ermittlung der Dosiswirkungsbeziehungen nicht Gegenstand der vorliegenden Darstellung ist. Die experimentell bestimmten Dosiswirkungskurven werden als gegeben hingenommen und insbesondere wird auf eine Diskussion der jeweiligen Konfidenzbereiche verzichtet. Konfidenzbereiche zu den veröffentlichten Dosiswirkungsbeziehungen werden selten angegeben; das ist insofern berechtigt, als die Unsicherheiten in den Dosiswirkungsbeziehungen an cellulären Objekten vor allem auf die mangelnde Kenntnis der biologischen, chemischen und physikalischen Nebenfaktoren und weniger auf die durch die endliche Zahl der Versuchsobjekte bedingten statistischen Fehler zurückgehen. Grundsätzlich ist es ein experimentelles Problem, die Streuung der Beobachtungsdaten möglichst zu verringern; bei den neuesten Untersuchungen, insbesondere an Zellkulturen, ist dies soweit gelungen (SINCLAIR), daß die experimentell bestimmten Formen der Dosiswirkungskurven als gesichert anzusehen sind.

2. Die bedingte Wahrscheinlichkeit W_ν wächst monoton mit ν

(zu S. 49)

Es sei zur Abkürzung gesetzt:

$$W_{\vec{r}} = p(E = 1 \mid \vec{r}_D = \vec{r})\,. \tag{16}$$

Die relative Häufigkeit der Absorptionsereignisse der Klasse i sei:

$$q_i = \frac{\alpha_i}{\alpha}\,. \tag{17}$$

Wegen der Unabhängigkeit der einzelnen Absorptionsereignisse gilt:

$$p(\vec{r}_D = \vec{r} \mid \nu_D = \nu + 1) = \prod_{i=1}^{K} q_i^{r_i} \binom{\nu+1}{r_1 r_2 \cdots r_K} \tag{18}$$

$$= \sum_{\substack{\vec{r}' + \vec{r}'' = \vec{r} \\ \vec{r} \in R}} \left(\prod_{i=1}^{K} q_i^{r_i'} \binom{\nu}{r_1' r_1' \cdots r_K'} \right) \prod_{i=1}^{K} q_i^{r_i''} \binom{1}{r_2'' r_2'' \cdots r_K''} \tag{19}$$

$$= \sum_{\substack{\vec{r}' + \vec{r}'' = \vec{r} \\ \vec{r} \in R}} p(\vec{r}_D = \vec{r}' \mid \nu_D = \nu) \cdot p(\vec{r}_D = \vec{r}'' \mid \nu_D = 1)\,. \tag{20}$$

Dabei ist R die Menge aller Vektoren $\vec{r}$ mit ganzzahligen, nichtnegativen Komponenten r_i $(i = 1, 2, \ldots, K)$.

Andererseits ist:

$$W_{\nu+1} = \sum_{\vec{r} \in R} p(\vec{r}_D = \vec{r} \mid \nu_D = \nu + 1) \cdot W_{\vec{r}} \tag{21}$$

$$= \sum_{\vec{r} \in R} \sum_{\vec{r}' + \vec{r}'' = \vec{r}} p(\vec{r}_D = \vec{r}' \mid \nu_D = \nu)\, p(\vec{r}_D = \vec{r}'' \mid \nu_D = 1)\, W_{\vec{r}' + \vec{r}''} \tag{22}$$

$$= \sum_{\vec{r}', \vec{r}'' \in R} p(\vec{r}_D = \vec{r}' \mid \nu_D = \nu)\, p(\vec{r}_D = \vec{r}'' \mid \nu_D = 1)\, W_{\vec{r}' + \vec{r}''}\,. \tag{23}$$

Nach Annahme, (31) ist $W_{\vec{r}} \leqq W_{\vec{r}' + \vec{r}''}$ und daher:

$$W_{\nu+1} \geqq \sum_{\vec{r}', \vec{r}'' \in R} p(\vec{r}_D = \vec{r}' \mid \nu_D = \nu)\, p(\vec{r}_D = \vec{r}'' \mid \nu_D = 1)\, W_{\vec{r}} \tag{24}$$

$$= \sum_{\vec{r}' \in R} p(\vec{r}_D = \vec{r}' \mid \nu_D = \nu)\, W_{\vec{r}'} = W_\nu\,. \tag{25}$$

3. Approximation der Dosiswirkungskurve durch eine logarithmische Normalverteilung

Man entnimmt der Abb. 12, daß eine logarithmische Normalverteilung der Inaktivierungsdosis einen über einen weiten Bereich der Dosis exponentiellen Verlauf der Dosiswirkungsbeziehung vortäuschen kann*. Das ist ein weiterer Hinweis darauf, daß eine scheinbar exponentielle Dosiswirkungsbeziehung oder ein exponentieller Teil einer Dosiswirkungsbeziehung durchaus nicht zwingend auf Treffermechanismen hinweist.

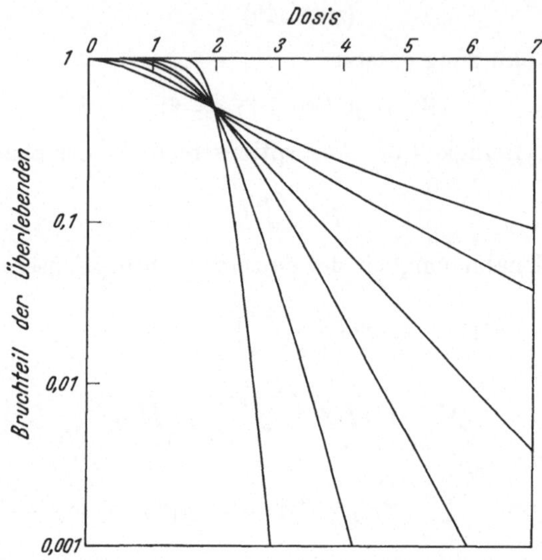

Abb. 12. Die wiedergegebenen Kurven entsprechen den logarithmischen Normalverteilungen der Inaktivierungsdosis mit unterschiedlicher relativer Steilheit

Zusammenfassung

Im ersten Abschnitt wird festgestellt, daß die Dosiswirkungsbeziehung als Verteilungsfunktion der Inaktivierungsdosis anzusehen ist. Fundamentale Charakteristika sind Mittelwert und Varianz dieser Verteilung und nicht die auf Grund hypothetischer Modelle abgeleiteten Größen „Trefferzahl“ und „Extrapolationsnummer“. Die Varianz der Inaktivierungsdosis ist Ausdruck der verschiedenen Zufallsfaktoren, die die Form der Dosiswirkungskurve bestimmen. Die wichtigsten dieser Faktoren sind die unterschiedliche Verteilung der absorbierten Energie auf die biologischen Objekte, die stochastische Natur der physiologischen Prozesse und die Variabilität der Strahlenempfindlichkeit. Allein anhand der Form der Dosiswirkungskurve läßt sich der Einfluß der verschiedenen Faktoren im allgemeinen nicht trennen.

Gehören zu einer Dosiswirkungsbeziehung der Mittelwert $\overline{D}$ und die Varianz σ^2 der Inaktivierungsdosis, so wird die dimensionslose Größe $S = \overline{D}^2/\sigma^2$ als relative Steilheit dieser Dosiswirkungsbeziehung bezeichnet. S ist ein Maß dafür, wie nahe eine Dosiswirkungskurve der Stufenform kommt und ist um so größer, je geringer der gemeinsame Einfluß der

* Hinweis von Professor V. P. Bond, Brookhaven.

verschiedenen stochastischen Faktoren ist. Die relative Steilheit ist gleich 1 für exponentielle Dosiswirkungskurven und größer als 1 für sigmoide Dosiswirkungskurven. Es wird vorgeschlagen, die Größen $\bar{D}$ und S zur Kennzeichnung der Dosiswirkungskurven zu benutzen.

Wenn auch die Rolle der verschiedenen zufälligen Faktoren nicht aus der Form der Dosiswirkungskurve erschlossen, und wenn insbesondere nicht festgestellt werden kann, wie wenige Absorptionsereignisse nötig sind, um den Testeffekt auszulösen, so ist doch ein Schluß in umgekehrter Richtung möglich. Wie in 2 gezeigt wird, gilt ohne Rücksicht auf den Mechanismus der Strahlenwirkung der Satz, daß die durchschnittliche Anzahl der Absorptionsereignisse, die nötig sind, um den Testeffekt auszulösen, nicht kleiner als S sein kann. Der Satz wird bewiesen, veranschaulicht, in Beziehung zu den klassischen Modellen gesetzt und schließlich auf praktische Fälle angewendet. Anwendungsbeispiele sind: Die Versuche zur Bestimmung der Anzahl der zur Erregung eines Lichteindruckes im Auge hinreichenden Photonen; die Abtötung von *Colpidium colpoda* als historisches Beispiel aus der Strahlenbiologie, und schließlich die Inaktivierung von Säugetierzellen als das Problem, das gegenwärtig im Vordergrund des Interesses steht. Die experimentellen Daten erlauben die Feststellung, daß zur Inaktivierung von Säugetierzellen durch locker ionisierende Strahlung im Mittel mehr als 4 Absorptionsereignisse zusammenwirken müssen. Um diesen Schluß zu verschärfen, müßten noch eingehendere Versuche mit synchronisierten Zellkulturen angestellt werden.

Im Anhang wird ein numerisches Beispiel zur Ermittlung der Größen $\bar{D}$ und S gegeben.

Literaturverzeichnis zu Teil II

Barendsen, G. W., and T. L. J. Beusker: Effects of different ionizing radiations on human cells in tissue culture. I. Irradiation techniques and dosimetry. Radiation Research **13**, 832—840 (1960).

— —, A. J. Vergroesen, and L. Budke: II. Biological experiments. Radiation Research **13**, 841—849 (1960).

Bateman, J. L., H. H. Rossi, V. P. Bond, and J. Gilmartin: The dependence of RBE on energy of fast neutrons. II. Biological evaluation at discrete neutron energies in the range 0.43 to 1.80 MeV. Radiation Research **15**, 5, 694—706 (1961).

Baumgardt, E. L. M.: J. gen. Physiol. **31**, 269 (1948).

Bouman, M. A., and H. A. van der Velden: J. opt. Soc. Am. **37**, 908 (1947).

Brumberg, E. M., S. I. Vavilov, and Z. M. Zverdlov: J. Phys. U.S.S.R. **7**, 1 (1943).

Crowther, J. A.: Some considerations relative to the action of X-rays on tissue cells. Proc. roy. Soc. (London) **B 96**, 207 (1924).

— The action of X-rays on Colpidium colpoda. Proc. roy. Soc. (London) **B 100**, 390 (1926).

ELKIND, M. M., and H. SUTTON: Radiation response of mammalian cells grown in culture. Radiation Research **13**, 556—593 (1960).

— —, and W. B. MOSES: Postirradiation survival kinetics of mammalian cells grown in culture. J. cell. comp. Physiol. (suppl.) **58**, 113 (1961).

—, A. HAN, and K. W. VOLZ: Radiation response of mammalian cells grown in culture. J. nat. cancer. Inst. **30**, No. 4, 705 (1963).

FELLER, W.: An Introduction to Probability Theory and its applications. Vol. 1. New York, London, Sydney: J. Wiley 1957.

FOWLER, J.: Presentation in the Panel discussion. In: Biological Effects of Neutron and Proton Irradiations, II. Proceedings of a Symposium, Upton, N. Y. (1963), IAEA, Vienna (1964).

— Phys. in Med. Biol. **9**, 177 (1964).

— Distributions of Hit Numbers in Single Targets. Panel on Biophysical Aspects of Radiation Quality, IAEA, Vienna (1965); to be published by IAEA, Vienna.

HALL, E. J., and J. S. BEDFORD: Dose Rate: Its effect on the survival of HeLa cells irradiated with gamma rays. Radiation Research **22**, 305—315 (1964).

HARTLINE, H. K., and C. H. GRAHAM: J. cell. comp. Physiol. **1**, 277 (1932).

— — Amer. J. Physiol. **130**, 690 (1940).

HECHT, S., S. SHLAER, and M. H. PIRENNE: J. gen. Physiol. **25**, 819 (1942).

HUG, O., u. A. KELLERER: Zur Interpretation der Dosiswirkungsbeziehungen in der Strahlenbiologie. Biophysik **1**, 1, 20—32 (1963).

HUMPHREY, R. M., and W. K. SINCLAIR: The relative biological effectiveness of 22-Mevp X-Rays. VIII. Radiation Research **20**, 593—599 (1963).

LAJTHA, L. G., and R. OLIVER: Some radiobiological considerations in radiotherapy. Brit. J. Radiol. **34**, 252—257 (1961).

MILETIC, B., D. PETROVIC, A. HAN, and L. SASEL: Restoration of viability of X-irradiated L-strain cells. Radiation Research **23**, 94—103 (1964).

PIRENNE, M. H.: Quantum Physics of Vision, Theoretical Discussion. In: Progr. in Biophysics **2**, 193—223 (1951). London: Butler and Randall.

PUCK, TH. T.: Quantitative studies on mammalian cells in vitro. Rev. Modern Physics **31**, 433 (1959).

RAJEWSKY, B.: Physikalische Darstellung des Schädigungsvorganges und ihre experimentelle Prüfung. In: Zehn Jahre Forschung auf dem physikalisch-medizinischen Grenzgebiet, 202—235. Leipzig: Georg Thieme-Verlag 1931.

ROSSI, H. H.: Specification of radiation quality. Radiation Research **10**, 522—531 (1959).

— Spatial distribution of energy deposition by ionizing radiation. Radiation Research, Suppl. 2, 290—299 (1960).

— Distribution of radiation energy in the cell. Radiology **78**, 530—535 (1962).

— Correlation of radiation quality and biological effect. Ann. N. Y. Acad. Sci. **114**, 4—13 (1964).

— Microdosimetry. Panel on Biophysical Aspects of Radiation Quality IAEA, Vienna (1965); to be published by IAEA, Vienna.

—, and G. FAILLA: Tissue-equivalent Ionization Chambers. Nucleonics **14**, 32—37 (1956).

—, and W. ROSENZWEIG: Measurements of neutron dose as a function of linear energy transfer. Radiation Research **2**, 417—425 (1955).

SINCLAIR, W. K.: The Shape of Radiation Survival Curves of Mammalian Cells Cultured in vitro. Panel on the Biophysical Aspects of Radiation Quality IAEA, Vienna, March 1965. To be published by IAEA, Vienna.

—, and R. A. MORTON: Biophys. J. **5**, 1 (1965).

SOMMERMEYER, K.: Der heutige Stand der Quantenbiologie. Anhang zu: DESSAUER, F.: Quantenbiologie. Zweite Auflage, herausgegeben und ergänzt von K. SOMMERMEYER. Berlin-Göttingen-Heidelberg: Springer Verlag 1964.

TIMOFEEFF-RESSOVSKY, N. M., u. K. G. ZIMMER: Das Trefferprinzip in der Biologie. Biophysik I. Leipzig: S. Hirzel 1947.

VAVILOV, S. I., and T. V. TIMOFÉEVA: J. Phys. U.S.S.R. 7, 9 (1943).

ZIMMER, K. G.: Studien zur quantitativen Strahlenbiologie. Akad. der Wiss. und Lit., Heidelberg, Abh. Math. Nat. Klasse (1960), Nr. 3.

— Studies on quantitative Radiation Biology. London: Oliver & Boyd 1961.

Teil III

Dosiswirkungsbeziehung und Mikroverteilung der absorbierten Energie

ALBRECHT M. KELLERER

Es soll nun die Frage nach der Ausdehnung der empfindlichen Bereiche gestellt werden. In Teil II wurde gezeigt, daß jeder Dosiswirkungsbeziehung eine Mindestzahl S der im Mittel für den Testeffekt zusammenwirkenden Absorptionsereignisse zuzuordnen ist. Man könnte einfach an dieses Ergebnis anschließen und fragen: Wie groß muß ein Bereich im biologischen Objekt wenigstens sein, damit er bei dem beobachteten Mittelwert der Inaktivierungsdosis von S Absorptionsereignissen betroffen wird? Dazu wäre auf die LEAsche Methode des assoziierten Volumens zurückzugreifen. LEA benützte diese Methode, um aus exponentiellen Inaktivierungskurven an Enzymen, Viren und in einigen Fällen auch Bakterien die empfindlichen Volumina zu erschließen; er gab für kugelförmige empfindliche Bereiche verschiedener Durchmesser die Dosen an, für die im Mittel ein Absorptionsereignis auftritt. Seine Kurven reichen allerdings nur bis zu Durchmessern des kritischen Bereiches von etwa 0,07 μ; dem entspricht für Röntgenstrahlung eine Dosis von etwa 10^4 rad. Die Inaktivierungsdosen für in vitro bestrahlte Zellen liegen wesentlich tiefer, und man erhält — wie hier nur erwähnt sei — Mindestdurchmesser von etwa 0,3 μ, wenn man die LEAschen Berechnungen zu größeren Volumina hin erweitert. Dieses Ergebnis weist bereits darauf hin, daß die empfindliche Struktur nicht ein einzelner Bereich von nur makromolekularer Größe ist. Der Durchmesser der empfindlichen Struktur kann allerdings kleiner sein als der des empfindlichen Bereiches, die Differenz zwischen beiden ist jedoch höchstens gleich der Reichweite der indirekten Wirkung: In wäßriger Lösung (SMITH) kommt eine Diffusion freier Radikale über 1000 Å in Frage, im Cytoplasma (HUTCHINSON et al.) nur über etwa 30 Å. Aber selbst wenn man langlebige freie Radikale als Träger der Strahlenwirkung postulierte und für sie ein Diffusionsvermögen wie in wäßriger Lösung annähme, so würde die Diffusion doch durch das Netzwerk intracellulärer Barrieren unterdrückt. Durch direkte Resonanzübertragung wird Anregungsenergie auch in festkörperartigen Strukturen nur über etwa 100 Å weitergegeben (HART und PLATZMAN).

Es ist dennoch von Interesse, den Schluß auf die Mindestausdehnung der empfindlichen Bereiche möglichst zu verschärfen. Tatsächlich kann man zu schärferen Aussagen kommen, und dies ist der Grund dafür, daß die Berechnungen nicht in der oben angedeuteten Weise, sondern auf einer breiteren Basis durchgeführt werden.

Die in Teil II gegebene rein formale und voraussetzungslose Interpretation der Dosiswirkungsbeziehungen ist als Antithese zu den konventionellen hypothetischen Modellen zu verstehen. Die strengen Schlußfolgerungen können, wie in II, 2.4 bereits angedeutet, doch wieder durch Aussagen erweitert werden, die auf biologisch sinnvollen, wenn auch nicht streng beweisbaren Annahmen beruhen. Während die Überlegungen in Teil II sich auf nichts weiter stützen als die Tatsache, daß es sich bei dem Vorgang der Energiedeposition um einen Poissonprozeß handelt, sind im folgenden die speziellen Eigenschaften der jeweiligen Strahlenart zu berücksichtigen. Wie aber kann das mikroskopische räumliche Muster der Energiedeposition mathematisch erfaßt werden?

Da diese Frage zunächst zu beantworten ist, muß der in Teil II aufgenommene logische Faden vorerst fallengelassen werden. Man kann jedoch, falls man bereit ist, die benötigten Daten für die einzelnen Strahlenarten als gegeben hinzunehmen, und nur an den biologischen Überlegungen interessiert ist, nach Abschnitt 1 direkt zu Abschnitt 3 übergehen.

Andererseits geben die Abschnitte 1 bis 2 eine in sich geschlossene Darstellung der Mikroverteilung der deponierten Energie für die verschiedenen Strahlenarten.

1. Grundsätzliches zur Beschreibung der Mikroverteilung der absorbierten Energie

1.1. Rossis Konzept der lokalen Energiedichte

Nimmt man nicht an, daß nur einige wenige Ionisationen für die Inaktivierung einer Zelle verantwortlich sind — und die Tatsache, daß bei den experimentell bestimmten Mittelwerten der Inaktivierungsdosis im Kern der Zelle einige tausend Ionisationen erfolgen, spricht dagegen —, so ist die nächstliegende Vorstellung, daß in einem gewissen Bereich ein Schwellenwert der absorbierten Energie überschritten werden muß, damit der Strahleneffekt eintritt. Im einfachsten Fall hat man sich dabei ein kugelförmiges empfindliches Volumen vorzustellen. Mit diesem Ansatz kommt man auf die bereits in I, 3.3 und II, 2.4 erwähnten grundlegenden Arbeiten von Rossi et al. zurück. Diese Autoren bestimmten experimentell für Co^{60}-γ-Strahlung und für Neutronen verschiedener Energie die Wahrscheinlichkeitsdichten $f(Z; D)$ der lokalen

Energiedichte Z in kugelförmigen Bereichen bestimmten Durchmessers* bei jeweils fest gewählter Dosis D. Die Größe Z, definiert als Betrag der in einem kugelförmigen Bereich absorbierten Energie dividiert durch die Masse dieses Bereiches, könnte in unpräziser, aber an-

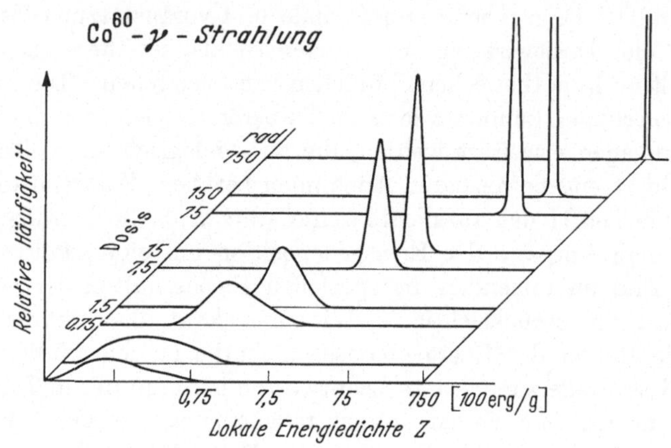

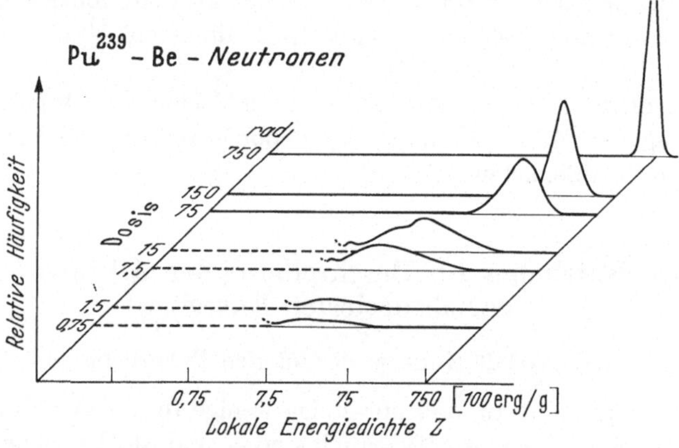

Abb. 13. Spektren der lokalen Energiedichte Z für kugelförmige Gewebsbereiche von 7 μ Durchmesser. Die Wahrscheinlichkeitsdichte ist auf das logarithmische Intervall von Z bezogen. (Nach experimentellen Daten von Rossi et al.)

schaulicher Weise als „lokale Dosis" bezeichnet werden. Wir verwenden, um Mißverständnisse zu vermeiden, diesen Ausdruck nicht, sondern

* Die Bezeichnung Z für die lokale Energiedichte ist von Rossi et al. eingeführt. Bei den übrigen Benennungen werden gewisse Modifikationen im Interesse einer symmetrischen und übersichtlichen Darstellung nötig. Auf eine Gegenüberstellung der Terminologien kann verzichtet werden, da alle benötigten Definitionen im folgenden gegeben werden, andererseits bisher nur wenige der benutzten Größen eingeführt sind.

sprechen gemäß dem Vorschlag von ROSSI von „lokaler Energiedichte“ und messen Z in Vielfachen von 100 erg/g und nicht in rad.

Abb. 13 gibt einige Beispiele der von ROSSI et al. experimentell bestimmten Spektren wieder; da die Kurven hier nur zur Veranschaulichung dienen, mag es hingehen, daß sie in perspektivische Darstellung gebracht sind. Bezüglich der Einzelheiten sei auf die Originalarbeiten und insbesondere auf zwei neuere zusammenfassende Arbeiten (ROSSI, 1966), die als vorzügliche Einführung in den gesamten Problemkreis dienen können, verwiesen; einige Erläuterungen folgen im nächsten Abschnitt. Die Messungen wurden an gewebsäquivalenten, luftgefüllten Ionisationskammern durchgeführt. Für Energiedichten, die wenigen Ionisationen entsprechen, sind die Resultate nur bedingt auf den Festkörper übertragbar, für höhere Energiedichten aber geben die Daten ein Bild, das dem im Festkörper entsprechen dürfte.

Nimmt man an, der Testeffekt trete ein, wenn in einem kugelförmigen Bereich des Durchmessers d — wir werden dafür den Ausdruck „kritischer Bereich“ benutzen — die lokale Energiedichte den Wert Z' überschreitet, so erhält man den Prozentsatz der bei der Dosis D überlebenden Einheiten durch Integration über die Wahrscheinlichkeitsdichte $f(Z;D)$, die bei der betreffenden Strahlenart zum Durchmesser d und zur Dosis D gehört:

$$\frac{N}{N_0} = \int_0^{Z'} f(Z;D)\,dZ\,. \tag{1}$$

Auf diese Weise ist aus einer vollständigen Kurvenschar $f(Z;D)$ die Dosiswirkungsbeziehung zu konstruieren, die sich ergeben müßte, wenn der obige Ansatz gerechtfertigt und der Durchmesser des empfindlichen Bereiches d wäre. Praktisch würde man für verschiedene Durchmesser des empfindlichen Bereiches die zu erwartenden Dosiswirkungskurven bestimmen und dann feststellen, ob die experimentell ermittelte Dosiswirkungskurve mit einer dieser Kurven übereinstimmt. Diese Überlegungen gehen auf ROSSI et al. zurück und wurden von diesen Autoren im einzelnen diskutiert. FOWLER leitet in ausgedehnten numerischen Berechnungen durch Überlagerung von Mehrtrefferkurven Formen von Dosiswirkungskurven ab, um die klassischen treffertheoretischen Ansätze in Richtung auf die ROSSIschen Überlegungen zu modifizieren. Es ist auch hier wieder so, daß man es stets mit sehr vielen die Kurvenform beeinflussenden Parametern zu tun hat, und daß daher die aus dem Vergleich der experimentellen und theoretischen Kurven gezogenen Schlüsse hypothetisch bleiben.

Insbesondere ist eine theoretische Ermittlung der zu erwartenden Dosiswirkungsbeziehung schon deshalb illusorisch, weil der obige Ansatz von vorneherein nur als grobe Näherung anzusehen ist. Statt eines kugelförmigen Bereiches mag ein empfindlicher Bereich komplizierterer Form vorliegen. Außerdem kann der empfindliche Bereich mehr oder minder diffus sein, dies allein schon auf Grund des Zusammenspiels von direkter und indirekter Wirkung. Schließlich ist wiederum daran zu erinnern, daß die Form der Dosiswirkungskurve durch biologische Variabilität und die Stochastik der vitalen Prozesse mitbestimmt wird. Diese Einschränkungen gegenüber dem oben diskutierten Ansatz legen es nahe, das Problem ebenso zu reduzieren, wie in Teil II die Ansätze der Treffertheorie auf eine generelle Aussage reduziert wurden. Wir gehen dabei analog diesen Überlegungen vor und versuchen, eine Verbindung zwischen den Schwankungen der lokalen Energiedichte, dem Mittelwert und der Varianz der Inaktivierungsdosis einerseits und der *Mindest*ausdehnung der empfindlichen Strukturen andererseits herzustellen. Dies wird in 3 geschehen. Vorher müssen über die Rossischen Überlegungen hinausgehend die wichtigsten Funktionen eingeführt werden, die das Muster der lokalen Energiedichte beschreiben. Ferner sind die Eigenschaften dieser Funktionen zu diskutieren und die notwendigen numerischen Daten abzuleiten. Im Interesse größerer Klarheit, und weil das Problem von grundsätzlicher Bedeutung ist, wird es zwar nur in seinen wesentlichsten Aspekten, aber doch in weiterem Rahmen behandelt, als an sich für die Bestimmung der Mindestausdehnungen der empfindlichen Bereiche nötig wäre.

1.2. Definition der benötigten Verteilungen

Die lokale Energiedichte Z in einem bestrahlten kugelförmigen Volumen ist eine von der Dosis abhängige Zufallsgröße. Nimmt die Dosis, vom Wert 0 an beginnend, zu, so erhöht sich auch der Wert der Zufallsvariablen Z monoton, und zwar in einzelnen Sprüngen. Jeder einzelne Sprung entspricht einem Absorptionsereignis. Die Sprünge sind von unterschiedlicher Höhe, je nach der beim Absorptionsprozeß auf das kugelförmige Volumen übertragenen Energie. Die Realisierung eines solchen Prozesses kann durch eine nichtfallende Treppenlinie dargestellt werden. Abb. 14 zeigt eine solche zufällige Realisierung. Die Treppenlinie sei im folgenden als Zufallspfad bezeichnet.

$F(\underline{Z}; D)$ sei die Verteilungsfunktion von Z bei gegebener Dosis D. Es ist also $F(Z; D)$ die Wahrscheinlichkeit dafür, daß bei der Dosis D die lokale Energiedichte kleiner oder gleich Z ist, oder, anders ausgedrückt, daß der Zufallspfad in Abb. 14 nicht oberhalb des Punktes (D, Z) verläuft. Die Wahrscheinlichkeit dafür, daß der Zufallspfad oberhalb des Punktes (D, Z) verläuft, ist dagegen gleich der Wahrscheinlichkeit, daß die Schwelle Z der lokalen Energiedichte bereits unterhalb der Dosis D überschritten wird. Diese Wahrscheinlichkeit sei $G(D; Z)$.

Dann ist $G(\underline{D}; Z)$ die Verteilungsfunktion der Dosiswerte, bei denen die Schwelle Z der lokalen Energiedichte erreicht wird. Es gilt also:

$$F(Z; D) + G(D; Z) = 1\,, \tag{2}$$

und diese Relation rechtfertigt es, abweichend von der üblichen Definition einer Verteilungsfunktion

$$G(D; Z) = p(\underline{D} < D; Z) \text{ und nicht } G(D; Z) = p(\underline{D} \leqq D; Z) \tag{3}$$

zu setzen.

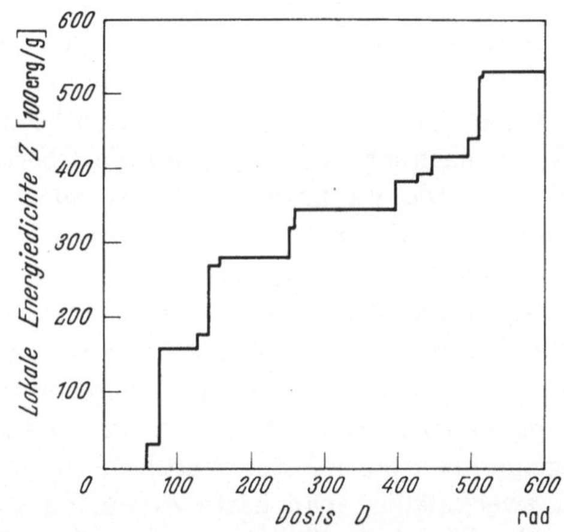

Abb. 14. Zufallspfad, der das Anwachsen der lokalen Energiedichte Z mit der Dosis darstellt. Das Beispiel entspricht der Energieabsorption in einem kugelförmigen Gewebsbereich von 1 μ Durchmesser bei Röntgenbestrahlung

Abb. 13 gibt von ROSSI et al. experimentell bestimmte Wahrscheinlichkeitsdichten $f(Z; D)$ wieder. An den Kurven ist der jeweilige Wert der Dosis als Parameter notiert. Es wurde eine halblogarithmische Darstellung gewählt und daher nicht

$$f(Z; D) = \frac{dF(Z; D)}{dZ}\,, \tag{4}$$

sondern

$$Z \cdot f(Z; D) = \frac{dF(Z; D)}{d\ln Z} \tag{5}$$

aufgetragen. Man erkennt, daß die Verteilungen um so enger werden, d. h., daß die relative Streuung um so geringer wird, je höher die Dosis ist; das entspricht der Tatsache, daß die Schwankungen der lokalen Energiedichte um so weniger ins Gewicht fallen, je mehr Absorptionsereignisse im Mittel stattfinden. Auch sind die Verteilungen um so enger, je größer der kritische Bereich ist und je lockerer ionisierend die Strahlung ist. Bei Dosen, für die die relativen Schwankungen der lokalen Energiedichte im Falle der Co^{60}-γ-Strahlung nur mehr unbedeutend sind, sind sie im Fall der Neutronenstrahlung noch beträchtlich.

Außer den Wahrscheinlichkeitsdichten der lokalen Energiedichte Z für verschiedene Dosen kann man auch die Wahrscheinlichkeitsdichte unter der Voraussetzung, daß genau ein Absorptionsereignis stattgefunden hat, bestimmen. Diese Funktion, die natürlich wiederum von der Strahlenart und vom Durchmesser des kritischen Bereiches abhängt, wird von ROSSI et al. als „Inkrement"-Verteilung bezeichnet; wir werden im folgenden vom „Spektrum der Absorptionsereignisse" sprechen und die zugehörige Dichte mit $f_\Delta(Z)$, die zugehörige Verteilungsfunktion mit $F_\Delta(Z)$ bezeichnen. $F_\Delta(Z)$ gibt also an, welcher Bruchteil der Absorptionsereignisse die lokale Energiedichte höchstens um den Betrag Z erhöht.

Man könnte sich mit der experimentellen Bestimmung des Spektrums $f_\Delta(Z)$ der Absorptionsereignisse begnügen, da die Dichten $f(\underline{Z}; D)$ grundsätzlich aus $f_\Delta(Z)$ berechenbar sind. Es sei an die Überlegungen in Abschnitt I, 3.3 erinnert. Die Funktion $f_\Delta(Z)$ bestimmt die Übergangswahrscheinlichkeiten, und die Dichte $f(\underline{Z}; D)$ entspricht dem Zustandsvektor $\tilde{x}$ bei der Dosis D. Allerdings wird hier im Gegensatz zu I, 3 die Größe Z als kontinuierliche Variable betrachtet. Das hat seinen Grund darin, daß die Dichten $f_\Delta(Z)$ sich über mehrere Größenordnungen von Z erstrecken. Da die bei einem einzigen Absorptionsereignis übertragene Energie über einen so weiten Bereich streut und nicht, wie in der Treffertheorie angenommen, einen festen Wert hat, wird die Behandlungsweise von I, 3 unzweckmäßig, man hätte es mit zu vielen Zustandspunkten zu tun. Die numerische Berechnung der Verteilungen $F(\underline{Z}; D)$ bzw. $G(\underline{D}; Z)$ ist aufwendig und bereitete bisher Schwierigkeiten; wir werden uns dazu eines Monte Carlo-Modells bedienen.

Zunächst seien jedoch einige Eigenschaften der Verteilungen $F(\underline{Z}; D)$ und $G(\underline{D}; Z)$ angegeben, die sich auch ohne numerische Rechnung ableiten lassen.

2. Die Mikroverteilung der absorbierten Energie

2.1. Einige Eigenschaften der Verteilungen $F(\underline{Z}; D)$ und $G(\underline{D}; Z)$

Im vorhergehenden Paragraphen wurden die Verteilungsfunktionen $F(\underline{Z}; D)$ und $G(\underline{D}; Z)$ definiert. Im folgenden werden in knapper tabellarischer Form die wichtigsten Eigenschaften dieser Verteilungen angegeben. Um das Verständnis zu erleichtern und eine unmittelbar anschauliche Vorstellung zu geben, seien die Funktionen $F(Z; D)$ und $G(D; Z)$ zunächst für ein Beispiel, und zwar für 340 keV-Neutronen und einen kritischen Bereich von 1 μ Durchmesser, aufgezeichnet.

Abb. 15 gibt eine lineare und Abb. 16 eine logarithmische Darstellung. Während die lineare Darstellung am besten einige der unten angeführten Relationen verdeutlicht, erlaubt die logarithmische Wiedergabe, die Werte von $F(Z; D)$ und $G(D; Z)$ über einen größeren Bereich,

d. h. über mehrere Größenordnungen von Z bzw. von D, abzulesen. Außerdem ist die logarithmische Darstellung eng verwandt mit der später benutzten (s. Abb. 19) konziseren Aufzeichnung der Funktionen $F(Z; D)$ und $G(D; Z)$. Die Herleitung der dargestellten Funktionen ist Gegenstand der Paragraphen 2.2 und 2.3. Die hier vorweggenommene Darstellung soll lediglich den Charakter der grundlegenden Verteilungen

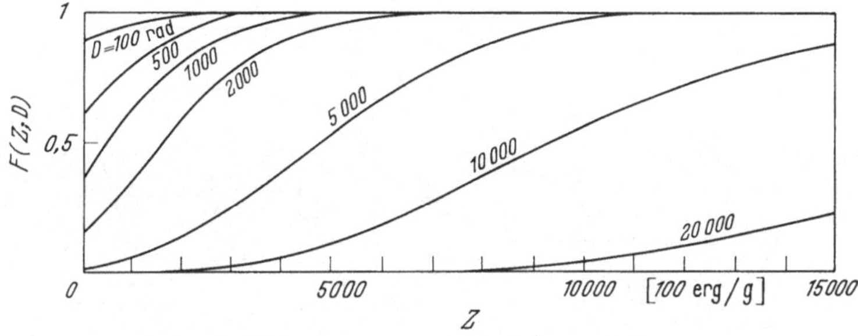

Abb. 15a. Die Verteilungsfunktionen $F(Z; D)$ der lokalen Energiedichte Z für Neutronen von 340 keV und einen kugelförmigen kritischen Bereich von 1 μ Durchmesser. Kurvenparameter ist die Dosis D. $F(Z; D)$ ist gleich der Wahrscheinlichkeit dafür, daß bei der Dosis D die lokale Energiedichte nicht größer als Z ist

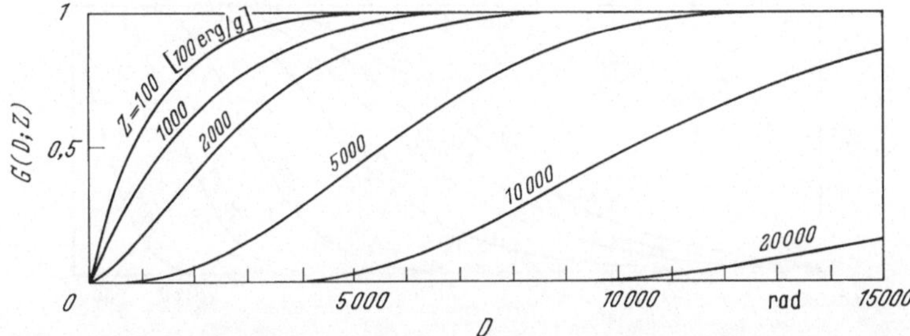

Abb. 15b. Die Verteilungsfunktionen $G(D; Z)$ der Dosis, die nötig ist, um die Schwelle Z der lokalen Energiedichte zu erreichen. Die Kurven gelten für Neutronen von 340 keV und einen kugelförmigen kritischen Bereich von 1 μ Durchmesser. Kurvenparameter ist der Wert Z der lokalen Energiedichte. $G(D; Z)$ ist gleich der Wahrscheinlichkeit dafür, daß der Wert Z der lokalen Energiedichte bei der Dosis D bereits erreicht ist

$F(\underline{Z}; D)$ und $G(\underline{D}; Z)$ verdeutlichen und dem Leser ermöglichen, sich die folgenden Relationen zu veranschaulichen.

Die ersten Momente der Verteilung $F_\Delta(Z)$ bestimmen bereits weitgehend die Form der Funktionen $F(Z; D)$ und $G(D; Z)$. Wir führen daher zunächst zwei Abkürzungen ein.

Es sei Δ_1 das erste Moment der Verteilung $F_\Delta(Z)$:

$$\Delta_1 = \int_0^\infty Z \, dF_\Delta(Z) . \tag{6}$$

Δ_2 sei das Verhältnis des zweiten zum ersten Moment der Verteilung:

$$\Delta_2 = \int_0^\infty Z^2\, dF_\Delta(Z) / \Delta_1 \,. \tag{7}$$

Δ_1 ist der auf die Anzahl der Absorptionsereignisse bezogene Mittelwert der durch ein Absorptionsereignis im kritischen Bereich hervorgerufenen

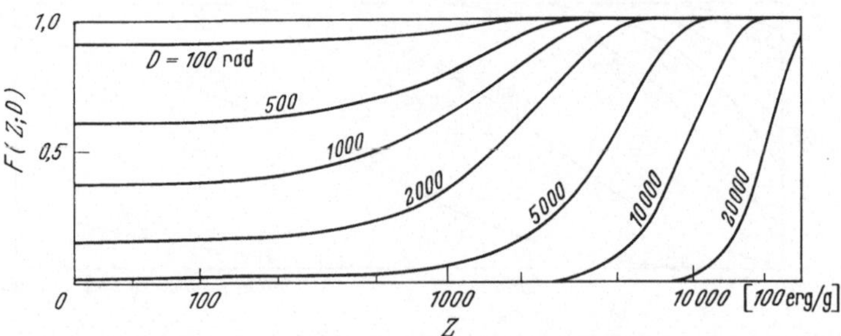

Abb. 16a. Die in der Abb. 15a wiedergegebenen Verteilungsfunktionen $F(Z; D)$ in halblogarithmischer Darstellung. Die Kurven entsprechen der in den nächsten Paragraphen eingehend diskutierten Abb. 19

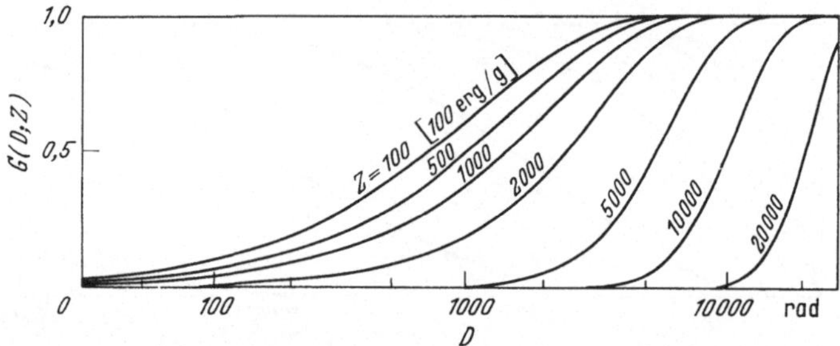

Abb. 16b. Die in der Abb. 15b wiedergegebenen Verteilungsfunktionen $G(D; Z)$ in halblogarithmischer Darstellung. Die Kurven entsprechen der in den nächsten Paragraphen eingehend diskutierten Abb. 19

lokalen Energiedichte. Δ_2 ist der auf die im kritischen Bereich deponierte Energie bezogene Mittelwert der durch ein Absorptionsereignis hervorgerufenen Energiedichte. In Abschnitt 4.2 werden die Größen Δ_1 und Δ_2 eingehend gedeutet.

Es folgen die wichtigsten Relationen zwischen den beiden Größen Δ_1 und Δ_2 und den Verteilungen $F(\underline{Z}; D)$ und $G(\underline{D}; Z)$, und zwar der Übersichtlichkeit halber in tabellarischer Form. Die Relationen sind zum Teil auch ohne Beweis einleuchtend. Daher, und um den Gang der Überlegungen möglichst zu straffen, werden die Beweise der einzelnen Beziehungen in den Anhang (S. 121) verlegt.

1.

Je tiefer die Schwelle Z der lokalen Energiedichte gewählt wird, desto mehr nähert sich die Verteilung $G(\underline{D}; Z)$ der exponentiellen Form; ihr Verlauf ist im Grenzfall allein durch das erste Moment Δ_1 der Verteilung $F_\Delta(\underline{Z})$ bestimmt:

$$\lim_{Z\to 0} G(D; Z) = 1 - e^{-\frac{D}{\Delta_1}}. \tag{8}$$

Entsprechend ergeben sich folgende Grenzwerte für Mittelwert, Varianz und relative Steilheit:

$$\lim_{Z\to 0} \overline{D} = \Delta_1, \lim_{Z\to 0} \sigma^2 = \Delta_1^2 \text{ und } \lim_{Z\to 0} S = 1. \tag{9}$$

2.

Für kleine Dosen ist die Verteilung $F(\underline{Z}; D)$ der lokalen Energiedichte darstellbar als Überlagerung des Spektrums $F_\Delta(Z)$ der Absorptionsereignisse und einer Konstanten:

$$F(Z; D) = \left(1 - \frac{D}{\Delta_1}\right) + \frac{D}{\Delta_1} F_\Delta(Z) \qquad \text{für } D \ll \Delta_1. \tag{10}$$

3.

Mittelwert und Streuung von Z sind allein durch D und Δ_2 bestimmt; für die Verteilung $F(\underline{Z}; D)$ gilt:

$$\overline{Z} = D, \ \sigma^2 = D \cdot \Delta_2 \text{ und folglich } \frac{\sigma^2}{\overline{Z}} = \Delta_2. \tag{11}$$

Die Tatsache, daß für einen bestimmten Durchmesser des kritischen Bereiches und eine bestimmte Strahlenart die Größe $\sigma^2/\overline{Z}$ eine Konstante unabhängig von der Dosis D ist, kann benutzt werden, um experimentell bestimmte Kurvenscharen, wie die der Abb. 13, auf Konsistenz zu prüfen, andererseits aber auch, um aus jeder einzelnen dieser Kurven die Größe Δ_2 zu bestimmen.

4.

Die Verteilung $F(\underline{Z}; D)$ nähert sich mit wachsender Dosis einer Normalverteilung mit dem Mittelwert D und der Varianz $D \cdot \Delta_2$. (12)

5.

Die Verteilung $G(\underline{D}; Z)$ nähert sich mit wachsendem Z einer Normalverteilung mit dem Mittelwert Z und der Varianz $Z \cdot \Delta_2$. (13)

Will man die asymptotische Form der Funktionen $F(Z; D)$ und $G(D; Z)$ angeben, so genügt dazu also die Kenntnis des Spektrums

$F_\Delta(Z)$ der Absorptionsereignisse. Im wesentlichen genügt sogar die Kenntnis der beiden Größen Δ_1 und Δ_2. Die Verteilungen $F(Z; D)$ und $G(D; Z)$ sind für große D bzw. Z allein durch Δ_2 bestimmt. Die Verteilung $G(D; Z)$ hängt für kleine Z allein von Δ_1 ab.

Wenn im folgenden die Funktionen $F(Z; D)$ und $G(D; Z)$ numerisch berechnet werden, so braucht dies also nur in einem mittleren Bereich von D und Z zu geschehen. Wir werden als untere und obere Grenze dieses Bereiches die Werte $0{,}02\,\Delta_2$ und $20\,\Delta_2$ wählen. Jenseits dieser Grenzen lassen sich die numerisch errechneten Daten dann durch die asymptotischen Formeln fortsetzen. Dies ermöglicht gleichzeitig eine Kontrolle der Resultate.

2.2. Numerische Berechnung der Verteilungen $F(\underline{Z}; D)$ bzw. $G(\underline{D}; Z)$ aus dem Spektrum der Absorptionsereignisse

Ist für eine bestimmte Strahlenart und einen bestimmten Durchmesser des kritischen Bereiches das Spektrum $F_\Delta(Z)$ der Absorptionsereignisse bekannt, so ist, wie bereits erwähnt, die Berechnung der Verteilungen $F(\underline{Z}; D)$ und $G(\underline{D}; Z)$ grundsätzlich möglich. Lediglich, wenn man sich auf Bereiche molekularer Größe beschränkt, in denen im interessierenden Dosisbereich nur wenige Ionisationen stattfinden, kann man zur Berechnung ein lineares Differentialgleichungssystem, entsprechend der in I, 3.3 besprochenen Matrixgleichung, benutzen. Man hat es dann praktisch noch mit treffertheoretischen Ansätzen zu tun und kann die Lösungen mit Hilfe des Analogrechners ableiten oder auch unter Benutzung der Poissonverteilungen digital berechnen, wie Harder dies durchgeführt hat.

Es geht hier jedoch nicht um makromolekulare Strukturen, sondern um Bereiche mit Durchmessern der Größenordnung eines μ. Für solche Bereiche wird bei den üblichen Inaktivierungsdosen die mittlere Anzahl der Ionisationen und damit die Anzahl der Zustandspunkte so groß, daß die Benutzung der Poissonverteilungen oder die mathematisch äquivalente fortgesetzte Faltung der Ausgangsverteilung zu kompliziert wird. Die Verteilungen sind über einen Bereich der Dosis und der lokalen Energiedichte von mehreren Größenordnungen zu ermitteln, und daher ist nur die Berechnung auf einem logarithmischen Raster sinnvoll. Auf einem logarithmischen Raster ist aber schwerlich ein brauchbares Programm für die fortgesetzte Faltung der Verteilungsfunktionen aufzustellen. Allenfalls wäre eine Behandlung mittels der fouriertransformierten bzw. der charakteristischen Funktionen möglich, denn in der transformierten Darstellung entspricht der komplizierten Faltung die einfache Multiplikation.

Aber jede solche Berechnung ist äußerst aufwendig, und am zweckmäßigsten erscheint im vorliegenden Fall die Darstellung des Vorganges durch ein Monte Carlo-Modell auf einem Digitalrechner. Man könnte den Vorgang entsprechend dem graphischen Schema der Abb. 14 ablaufen lassen, indem man die Dosis kontinuierlich wachsen läßt und mit exponentieller Verteilung der Pausendauer Absorptionsereignisse der bekannten Größenverteilung $F_{\Delta}(Z)$ eintreten läßt und den Vorgang der Kumulation der absorbierten Energie registriert. Man würde so auf dem Rechner die Experimente von ROSSI et al. simulieren. Der Nachteil des Verfahrens aber wäre, daß dann während des größten Teils der Rechenzeit nichts geschieht, und diese daher in der Größenordnung der Zeiten bliebe, die auch zur experimentellen Bestimmung der Verteilungen $F(\underline{Z}; D)$ nötig sind. Es wird daher der Kunstgriff angewandt, aus der kontinuierlich ablaufenden Zeit eine in Sprüngen ablaufende zu machen. Die Sprungweite der Zeit und damit der Dosis ist dann als exponentiell verteilt anzunehmen; da man es mit einem Poissonprozeß zu tun hat, sind die Abstände zwischen zwei aufeinanderfolgenden Absorptionsereignissen exponentiell verteilt. Zu den Sprungweiten in Richtung Z gehört die vorgegebene Verteilung $F_{\Delta}(Z)$ der Größe der Absorptionsereignisse.

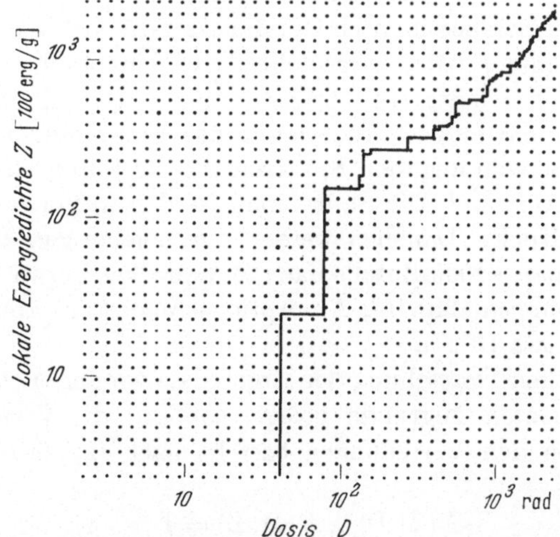

Abb. 17. Zufallspfad, der das Anwachsen der lokalen Energiedichte mit der Dosis darstellt. Das Beispiel entspricht der Energiedeposition in einem kugelförmigen Gewebsbereich von 1 μ Durchmesser durch 200 keV Röntgenstrahlung. (Das zugrunde liegende Spektrum der Absorptionsereignisse ist in Abb. 22 angegeben.) Die Darstellung ist logarithmisch in D und Z; auf dem eingezeichneten Raster von Punkten (D, Z) werden im Rechner die Funktionswerte $F(Z; D)$ und $G(D; Z)$ ermittelt

Das Programm wird auf einem logarithmisch äquidistanten Raster in der Z-D-Ebene durchgerechnet; der Zustandspunkt durchläuft, wie in Abb. 17 dargestellt, in alternierenden Sprüngen das Raster, bis er eine der gewählten oberen Grenzen überschreitet. Bei jedem Zufallspfad wird den Funktionswerten auf all den Rasterpunkten, die oberhalb des Zufallspfades liegen, eine Einheit hinzuaddiert. Nach zahlreichen Läufen hat man dann bei entsprechender Normierung eine Schar von Verteilungsfunktionen, die angeben, mit welcher Wahrscheinlichkeit für einen bestimmten Wert D ein bestimmter Wert Z nicht überschritten wird, oder was das gleiche ist, mit welcher Wahrscheinlichkeit zum Erreichen des Wertes Z eine Dosis von mindestens D nötig ist.

Details zur numerischen Berechnung* sind im Anhang gegeben. Es seien hier lediglich die folgenden Einzelheiten angeführt. Die Funktionswerte werden, wie in der Abb. 17 angedeutet, auf 1600 Punkten, d. h. auf einem 40×40-Raster, über 3 Größenordnungen von D und Z berechnet. Als obere Grenze der beiden Variablen D und Z ist $20\,\Delta_2$ festgelegt. Somit entspricht nach (12) die relative Streuung der Verteilungsfunktion von Z an der oberen Grenze der einer „20-Treffer-Kurve", und die Verteilung läßt sich näherungsweise bereits durch eine Normalverteilung darstellen. Während des Rechenvorganges werden die Momente bezüglich Z und D direkt ermittelt; diese Größen werden nicht erst nachträglich aus den auf das Raster bezogenen Verteilungsfunktionen berechnet, um Ungenauigkeiten zu vermeiden. Das Programm ist so eingerichtet, daß für einen Rechenvorgang, also für eine bestimmte Strahlenart und einen bestimmten Durchmesser des kritischen Volumens, lediglich die Dichte $f_\Delta(Z)$, dargestellt durch eine Reihe von Sprungweiten, zusammen mit den zugehörigen, unnormierten Häufigkeiten einzugeben ist. Einmal aufgestellt, erlaubt das Programm also in jedem Einzelfall die Berechnung der Spektren $F(\underline{Z}; D)$ bzw. $G(\underline{D}; Z)$ ohne nennenswerten Aufwand. Die Funktionen werden in Form von 40×40-Matrizen ausgedruckt. Daneben werden die zugehörigen Momente angegeben. Läßt man 10000 Zufallspfade (entsprechend etwa $2 \cdot 10^5\, \Delta_2/\Delta_1$, d. i. größenordnungsmäßig 10^6, Absorptionsereignissen) ablaufen, so ist die Rechenzeit etwa 15 min.

Der graphischen Darstellung der Ergebnisse werden nicht die Wahrscheinlichkeitsdichten zugrunde gelegt, sondern die Verteilungsfunktionen. Zwischen den Verteilungen besteht nach (2) die einfache Beziehung:

$$F(Z; D) + G(D; Z) = 1\,, \tag{14}$$

so daß die Angabe einer der beiden Funktionen genügt. Für die Dichten $f(\underline{Z}; D)$ und $g(\underline{D}; Z)$ besteht keine entsprechende einfache Relation.

Darüber hinaus werden nicht die Verteilungen selbst aufgezeichnet; man könnte so nämlich keine symmetrische Darstellung erreichen, son-

* Durchgeführt auf dem Telefunken TR 4 Computer der Bayerischen Akademie der Wissenschaften.

dern müßte sich entweder für die Verteilungen von D oder die von Z entscheiden.

Wir geben statt dessen die Höhenlinien der Fläche $F(Z; D)$ über der Z-D-Ebene an und erhalten somit ein unmittelbar anschauliches Bild des Verlaufes dieser Fläche und damit auch der komplementären Fläche $G(D;Z) = 1 - F(Z;D)$. Der Informationsgehalt der Darstellung ist derselbe,

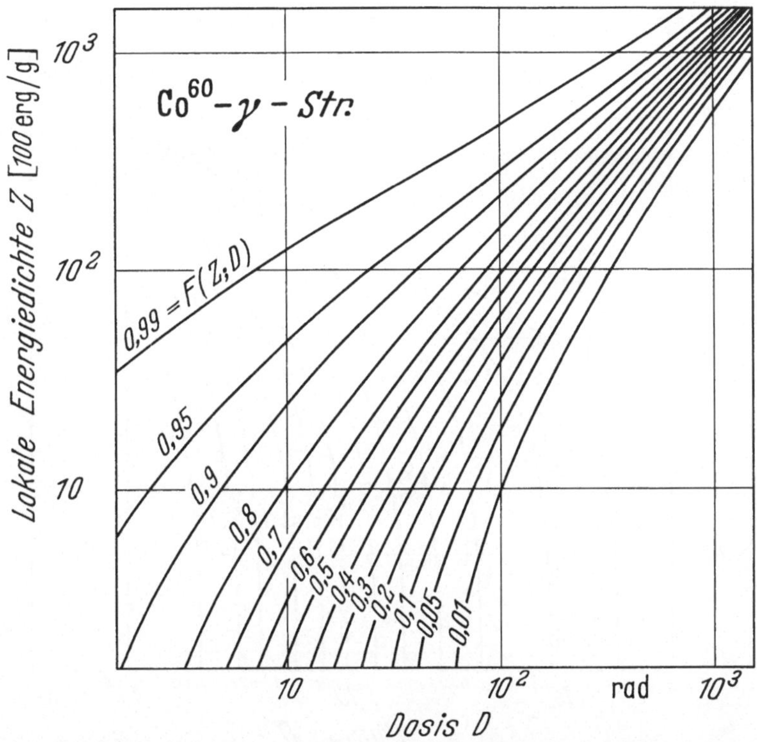

Abb. 18. Graphische Darstellung der Funktionen $F(Z; D)$ und $G(D; Z)$. Die Kurven gelten für einen kugelförmigen Gewebsbereich von 1 μ Durchmesser und Co^{60}-γ-Strahlung; sie sind berechnet aus dem von Rossi et al. experimentell bestimmten Spektrum der Absorptionsereignisse (s. Abb. 22). Die eingezeichneten Kurven sind die Linien konstanten Wertes von $F(Z; D)$ bzw. $G(D; Z)$; der Wert von $F(Z; D)$ ist als Parameter angegeben. $F(Z; D)$ ist die Verteilungsfunktion der lokalen Energiedichte bei fester Dosis D. $G(D; Z)$ ist die Verteilungsfunktion der Dosis, die nötig ist, den Wert Z der lokalen Energiedichte zu erreichen. ($G(D; Z) + F(Z; D) = 1$)

der in der Angabe der Schar der Verteilungsfunktionen für Z und D liegt (s. Abb. 16), nur ist die Darstellung übersichtlicher.

Als Beispiel für die Ergebnisse sind in Abb. 18 und 19 die Resultate für Co^{60}-γ-Strahlung, berechnet unter Benutzung der von Rossi et al. experimentell bestimmten Verteilung $F_{\Delta}(Z)$ der Ereignisgrößen, und die entsprechenden Kurven für Neutronen von 340 keV Energie angegeben. Die Kurven beziehen sich auf einen kugelförmigen kritischen

Bereich von 1 μ Durchmesser. Die beiden Ausgangsverteilungen $F_\Delta(Z)$ werden in 2.4 angegeben, wo auch die übrigen numerischen Daten zusammengestellt sind. Die Abb. 18 und 19 sind lediglich zur Veranschaulichung bereits hier wiedergegeben.

Asymptotisch für hohe Dosen sind die Kurven gleich denen, die sich für einen Vorgang mit fester Ereignisgröße ergeben. Und zwar ist die

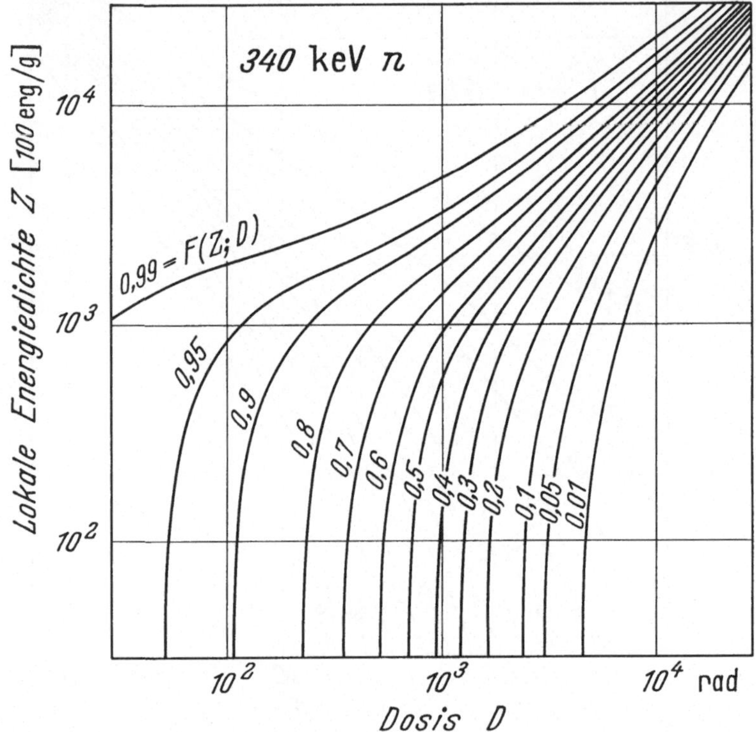

Abb. 19. Graphische Darstellung der Funktionen $F(Z; D)$ und $G(D; Z)$. Die Kurven gelten für einen kugelförmigen Gewebsbereich von 1 μ Durchmesser und 340 keV-Neutronen; sie sind berechnet aus dem von Rossi et al. experimentell bestimmten Spektrum der Absorptionsereignisse (s. Abb. 22). Aus der Darstellung ergeben sich die Kurven der Abb. 15 und 16 (S. 81, 82). (Weitere Erläuterungen in der Legende zur Abb. 18)

äquivalente Ereignisgröße gleich Δ_2. Sie ist also gleich 77 [100 erg/g] für das in Abb. 18 dargestellte Beispiel der Co^{60}-γ-Strahlung und gleich 1390 [100 erg/g] für das in Abb. 19 wiedergegebene Beispiel der Neutronenstrahlung. Demgegenüber ist Δ_1 bestimmend für die Form der Kurven im Bereich kleiner Werte von Z und D. Im Mittel wird durch ein Absorptionsereignis die lokale Energiedichte Δ_1 hervorgerufen, oder anders ausgedrückt: im Mittel entfällt auf die Dosis Δ_1 ein Absorptionsereignis. In den obigen Beispielen hat diese Größe die Werte 10.45 und

900 rad. Nur für den Fall einer einzigen festen Ereignisgröße wäre $\Delta_1 = \Delta_2$. Je kleiner die betrachteten Volumina sind, je lockerer ionisierend und je inhomogener die Strahlung ist, desto größer ist das Verhältnis Δ_2/Δ_1. Dieses Verhältnis ist also ein Maß für die Breite des Spektrums $f_\Delta(Z)$ der Absorptionsereignisse.

Es ist üblich, eine Strahlenart durch ihre Ionisationsdichte oder den linearen Energietransfer (LET) zu charakterisieren, d. h. durch den Mittelwert der pro Längeneinheit der Bahnspuren der ionisierenden Partikel deponierten Energie. Natürlich muß der Versuch, das für eine Strahlenart charakteristische Muster der Energiedeposition durch eine einzige Größe zu kennzeichnen, in vieler Hinsicht unbefriedigend bleiben; darüber hinaus besteht keine Einigkeit über die zweckmäßigste Definition dieser Größe. Man kann den Energieverlust längs der Bahnspuren nämlich über die Bahnlänge oder über die deponierte Energie mitteln, und die beiden Definitionen führen zu verschiedenen Werten. Die Tatsache, daß die Verteilungen der lokalen Energiedichte asymptotisch für hohe und niedere Dosen durch zwei verschiedene Größen, nämlich Δ_2 und Δ_1, bestimmt sind, wirft ein neues Licht auf diese wohlbekannte Problematik der LET-Definition. Darauf wird in 4.2 eingegangen.

Dieser Abschnitt sei beschlossen, indem zur Veranschaulichung ein Beispiel für den Gebrauch der Kurvenscharen gegeben wird.

In der Abb. 18, die sich auf Co^{60}-γ-Strahlung und ein kugelförmiges Volumen von 1 μ Durchmesser bezieht, sei die Gerade $D = 100$ rad gewählt. Wir lesen dann unmittelbar ab, daß bei dieser Dosis von 100 rad in 1% der Fälle die lokale Energiedichte geringer als 10 [100 erg/g] ist. In 10% der Fälle ist die lokale Energiedichte geringer als 25 [100 erg/g]. In der Hälfte der Fälle ist sie geringer als 80 [100 erg/g]. In 10% der Fälle ist sie größer als 200 [100 erg/g]; in 1% der Fälle größer als 500 [100 erg/g].

Legt man dagegen einen Schnitt in horizontaler Richtung, so erhält man die Verteilung der Dosis. Kommt beispielsweise der Effekt genau dann zustande, wenn im kritischen Bereich des Durchmessers 1 μ mindestens die lokale Energiedichte 100 [100 erg/g] erreicht wird, so entnimmt man der Abb. 18, daß bei 8 rad der Effekt an 1% der Objekte eintritt, bei 50 rad an 15%, bei 100 rad an etwa 37%; in 10% der Fälle dagegen tritt der Effekt erst bei über 200 rad und in 1% der Fälle erst bei über 300 rad ein.

Der Vergleich der Kurvenscharen macht deutlich, welche Bedeutung die unterschiedliche Ionisationsdichte für die Mikroverteilung der absorbierten Energie hat. So bleiben beispielsweise im Fall der Co^{60}-γ-Strahlung bei einer Dosis von 10,5 rad 37% der kritischen Bereiche von 1 μ Durchmesser von jedem Absorptionsereignis unberührt, während dies für 340 keV-Neutronen noch bei 900 rad gilt. Man kann hier zur weiteren Veranschaulichung auf die Abb. 16 zurückgreifen. Diese Abbildung gibt die Verteilungsfunktionen wieder, die sich als Schnitte parallel zur Ordinate bzw. zur Abszisse aus der Abb. 19 ergeben.

2.3. Berechnung des Spektrums der Absorptionsereignisse

a) Die verschiedenen die Verteilung $F_\Delta(Z)$ bestimmenden Faktoren

Im vorangehenden Abschnitt wurde die Berechnung der Verteilungen $F(\underline{Z}; D)$ bzw. $G(\underline{D}; Z)$ aus dem Spektrum der Absorptionsereignisse diskutiert. Spektren der Absorptionsereignisse wurden von Rossi u. Mitarb. für Co^{60}-γ-Strahlung und für Neutronen mittlerer Energie bestimmt. Für den kritischen Bereich wurden Durchmesser der Größenordnung 1 μ gewählt. Im folgenden wird gezeigt, daß man die Spektren $F_\Delta(Z)$ auch berechnen kann. Dies ist von Bedeutung, da so die experimentellen Daten gestützt und auch für andere Strahlenarten und eventuell auch für nicht kugelförmige kritische Bereiche die Verteilungsfunktionen ermittelt werden können.

Die Überlegungen seien zunächst auf Röntgen- oder Gammastrahlen und auf schnelle oder mittelschnelle Elektronen beschränkt, d. h. auf Fälle, in denen die ionisierenden Teilchen überwiegend Elektronen sind, wobei angenommen werden kann, daß die Energie der primären ionisierenden Elektronen im allgemeinen größer als etwa 20 keV ist. Das bestrahlte Gewebe wird von den Bahnspuren der ionisierenden Elektronen durchsetzt. Wir dürfen uns in diesem Fall die Bahnspuren als gerade Linien vorstellen, da wir an der Energiedeposition längs Bahnsegmenten der Größenordnung 1 μ interessiert sind, und für Energien von mehr als 20 keV die Krümmungsradien der Bahnspuren groß gegen 1 μ sind. Überdies sind für Energien über 20 keV die Bahnspuren lang gegenüber dem Durchmesser des kritischen Bereiches; man kann daher näherungsweise die Fälle vernachlässigen, in denen eine primäre Bahnspur im Testvolumen beginnt oder endet, und lediglich vollständige Passagen des ionisierenden Teilchens durch das Testvolumen betrachten.

Ein Absorptionsereignis besteht also in der Passage eines Elektrons durch das Testvolumen, wobei das Elektron einen geringen Bruchteil seiner kinetischen Energie für Ionisationen und Anregungen aufwendet. Der Betrag der bei der Passage deponierten Energie ist nun aus drei Gründen eine zufällige Größe. Erstens sind die Bahnsegmente durch den kritischen Bereich ungleich lang, zweitens haben die passierenden Elektronen unterschiedliche Energie und damit unterschiedlichen „linearen Energieverlust", drittens erfolgt die Energieabgabe nicht gleichmäßig, sondern in einzelnen, statistisch unabhängigen primären Ereignissen. Die drei Faktoren seien zunächst einzeln diskutiert.

1. Die Bahnsegmente sind ungleich lang.

Bezeichnet man die Wahrscheinlichkeitsdichte der Länge s des Bahnsegmentes mit $n(s)$, so ist, wie von ROSSI et al. abgeleitet:

$$n(s) = \frac{2 \cdot s}{d^2} \quad (0 \leqq s \leqq d) \tag{15}$$

für einen kugelförmigen Bereich des Durchmessers d. Die zugehörige Verteilungsfunktion sei mit $N(s)$ bezeichnet. Für andersgeformte, z. B. zylindrische Bereiche, kann die Verteilung ebenfalls bestimmt werden. Wir beschränken uns hier, da nur dieser Fall in Abschnitt 3 benötigt wird, auf einen kugelförmigen kritischen Bereich.

2. Die passierenden Elektronen haben unterschiedliche Energie und damit unterschiedlichen linearen Energieverlust.

$\left.\frac{dE}{dx}\right|_{\mathrm{pr}}$ sei der „primäre lineare Energieverlust", d. h. der Mittelwert der Energie, die ein Elektron der Energie E im Mittel pro Wegeinheit für Anregungen und primäre Ionisationen aufwendet. Die Definition der Größe $\left.\frac{dE}{dx}\right|_{\mathrm{pr}}$ ist nicht ganz eindeutig; man rechnet zu den primären Ionisationsereignissen nur die, bei denen die übertragene Energie unterhalb einer gewissen Grenzenergie liegt, während die mit mehr als der Grenzenergie losgeschlagenen Elektronen als δ-Strahlen und ihre Bahnspuren als separate Bahnspuren bezeichnet werden. Die Festsetzung ist an sich willkürlich, und es gibt keine eindeutige Konvention über die Wahl der Grenzenergie. Im allgemeinen wird jedoch der Wert 100 eV gewählt. Der Grund dafür mag sein, daß treffertheoretische Berechnungen bisher am erfolgreichsten an Makromolekülen oder Viren durchgeführt wurden (LEA, POLLARD). Da man es dabei mit Distanzen von weniger als 100 Å zu tun hat, muß man die Bahnspuren dieser Länge bereits als separate Bahnspuren auffassen und eine entsprechend niedrige Grenzenergie wählen. Im folgenden sei dagegen die Grenzenergie willkürlich auf 3,5 keV festgesetzt. Die hier interessierenden Bereiche haben Durchmesser von der Größenordnung 1 μ, wie sich in Abschnitt 3 zeigen wird; man kann näherungsweise annehmen, daß ein im Innern eines Bereiches von 1 μ Durchmesser losgeschlagenes Elektron mit 3,5 keV Anfangsenergie seine gesamte Energie innerhalb des Bereiches abgibt. Diese grobe Näherung führt, wie im nächsten Abschnitt (2.3.b) näher ausgeführt wird, deshalb nicht zu größeren Fehlern, weil Ionisationsereignisse der primären Elektronen mit einer Energieübertragung von mehreren keV relativ selten sind.

Mit $M\left(\frac{dE}{dx}\bigg|_{\mathrm{pr}}\right)$ sei die auf die Bahnlänge bezogene Verteilung der Größe $\frac{dE}{dx}\big|_{\mathrm{pr}}$ bezeichnet. Die Werte $\frac{dE}{dx}\big|_{\mathrm{pr}}$ in Abhängigkeit von der Energie und für die verschiedenen Teilchenarten sind beispielsweise in der Monographie von LEA tabelliert. Darüber hinaus ist das Problem, die Dichte $m\left(\frac{dE}{dx}\bigg|_{\mathrm{pr}}\right)$, die gewöhnlich als LET-Spektrum bezeichnet wird, für bestimmte Strahlenarten zu berechnen, in der Literatur bereits diskutiert (RAJEWSKY, BOAG, SNYDER, HARDER) und kann daher hier übergangen werden.

3. Die Energie wird längs der Bahnspur in zufälligen, diskreten Ereignissen abgegeben.

Sind $\frac{dE}{dx}\big|_{\mathrm{pr}}$ und die Länge s des Segmentes gegeben, so ist der Erwartungswert $\bar{e}$ der längs des Bahnsegmentes deponierten Energie e gleich:

$$\bar{e} = \frac{dE}{dx}\bigg|_{\mathrm{pr}} \cdot s\,. \tag{16}$$

Es ergibt sich im nächsten Abschnitt, daß die Verteilungsfunktion von e nicht von $\frac{dE}{dx}\big|_{\mathrm{pr}}$ und s explicit, sondern nur von $\bar{e}$ abhängt. Diese Verteilungsfunktion sei mit $L(e;\bar{e})$ bezeichnet; bei ihrer Berechnung handelt es sich, wie im nächsten Abschnitt erläutert, im wesentlichen um dasselbe Problem wie das der Berechnung von $F(Z;D)$.

Nehmen wir zunächst an, die Verteilungen $N(s)$, $M\left(\frac{dE}{dx}\bigg|_{\mathrm{pr}}\right)$ und $L(e;\bar{e})$ seien bekannt. Wie berechnet sich dann $F_\Delta(Z)$?

Die Wahrscheinlichkeitsverteilung $V(\bar{e})$ der Größe $\bar{e} = \frac{dE}{dx}\big|_{\mathrm{pr}} \cdot s$, bezogen auf die Anzahl der Passagen eines Elektrons durch das Testvolumen, ist gegeben durch die beiden gleichwertigen Ausdrücke:

$$V(\bar{e}) = \int_0^d M\left(\frac{\bar{e}}{s}\right) n(s)\,ds = \int_0^\infty N\left(\frac{\bar{e}}{x}\right) m(x)\,dx\,. \tag{17}$$

Damit ergibt sich für die auf die Anzahl der Passagen eines primären ionisierenden Teilchens durch den kritischen Bereich bezogene Verteilung $\tilde{F}_\Delta(Z)$ der Größe $Z = \frac{e}{m}$:

$$\tilde{F}_\Delta(Z) = \int_0^\infty L(Z\cdot m;\bar{e})\, v(\bar{e})\,d\bar{e}\,, \tag{18}$$

wobei $\bar{e}$ in Vielfachen von 100 erg/g zu messen ist und m die Masse des kritischen Bereiches ist.

Tatsächlich zu berechnen ist jedoch die auf die Anzahl der Absorptionsereignisse bezogene Verteilung $F_\Delta(Z)$ der Größe Z. Absorptionsereignisse sind diejenigen Passagen, bei denen tatsächlich im kritischen Bereich Energie absorbiert wird. Die Verteilung $F_\Delta(Z)$ entsteht also aus der Verteilung $\tilde{F}_\Delta(Z)$, indem man die Ereignisse mit $Z = 0$ wegläßt und entsprechend normiert:

$$\tilde{F}_\Delta(Z) = \frac{\tilde{F}_\Delta(Z) - \tilde{F}_\Delta(o)}{1 - \tilde{F}_\Delta(o)}. \tag{19}$$

Da $N(s)$ bekannt und die Bestimmung der Verteilungen $M\left(\frac{dE}{dx}\bigg|_{\text{pr}}\right)$ in der Literatur bereits behandelt ist, können die dazu noch nötigen Bemerkungen in den Anhang (S. 124) verwiesen werden. Das Problem der Berechnung von $F_\Delta(Z)$ reduziert sich also auf das der Berechnung von $L(e;\bar{e})$.

b) Die Berechnung der Verteilungsfunktionen $L(e;\bar{e})$

Entlang der Bahnspuren erfolgen die Anregungen und Ionisationen durch das primäre geladene Teilchen in einzelnen, statistisch unabhängigen Ereignissen. Der Betrag der in einem Ereignis übertragenen Energie streut über einen weiten Bereich. In der Mehrzahl der Fälle wird dem losgeschlagenen Elektron so geringe Energie übertragen, daß es nur wenige sekundäre Ionisationen verursacht; in einzelnen Fällen erhält das losgeschlagene Elektron jedoch genügend Energie, um eine von der primären Bahnspur deutlich geschiedene neue Spur zu bilden, die zum Beispiel auch in der Wilsonkammer oder in der Blasenkammer als solche zu erkennen ist.

Wir betrachten hier, da wir an der Energiedeposition innerhalb Distanzen der Größenordnung 1 μ interessiert sind, Bahnspuren, deren Länge klein gegen 1 μ ist, als punktförmige Ionenklumpen. Bei 3,5 keV Anfangsenergie ist die theoretische Reichweite etwa gleich 0,2 μ, die praktische Reichweite ist wegen der bei dieser niedrigen Energie stark gekrümmten Bahn geringer. Wir sehen daher primäre Ionisationsereignisse bis zu 3,5 keV als punktförmige Ereignisse an.

Abb. 20 gibt die Verteilungsfunktion $L_\Delta(e)$ der in den einzelnen primären Ionisationsereignissen übertragenen Energie wieder. Nur bei 0,5% aller primären Ereignisse liegt die übertragene Energie über 2 keV, und nur bei 0,25% aller primären Ereignisse über 3,5 keV. Die vereinfachende Annahme, daß es sich bei der Spur eines Elektrons bis zu 3,5 keV Energie noch um einen punktförmigen Ionenhaufen handelt, führt also schon deshalb, weil diese Ereignisse relativ selten sind, zu keinem allzugroßen Fehler. Und darüber hinaus können die primären Ereignisse mit einer Energieübertragung von mehr als 3,5 keV zunächst ganz unberücksichtigt bleiben. Durch nachträgliche Korrektur kann der dadurch entstehende Fehler vermindert werden; hier geht es vor allem darum, die Grundgedanken der Berechnung herauszuarbeiten.

Die Verteilung $L_\Delta(e)$ ist für $e > 100$ eV gesichert; man kann die in der LEAschen Monographie tabellierten Werte benützen. Die Verteilung ist an sich abhängig von der Energie des stoßenden Elektrons, die Energieabhängigkeit ist aber erst von Bedeutung, wenn e in die Größenordnung der kinetischen Energie des primären Elektrons kommt. Da wir hier die

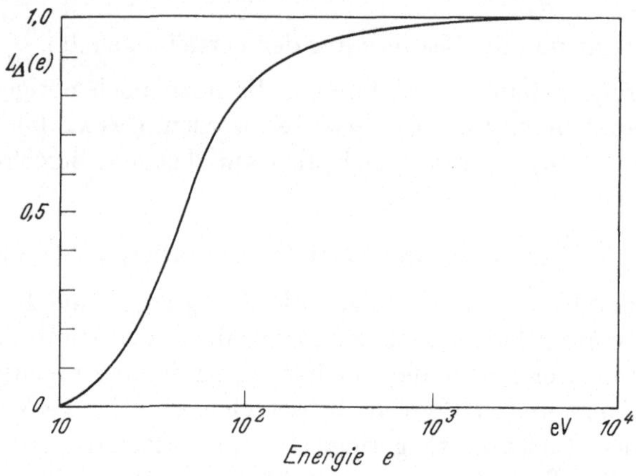

Abb. 20. Verteilungsfunktion $L_\Delta(e)$ des Betrages der in einzelnen primären Ionisationsereignissen längs der Bahnspur eines schnellen ionisierenden Teilchens abgegebenen Energie e

Verteilung willkürlich bei $e = 3{,}5$ keV abschneiden und die Energie des stoßenden Elektrons als wesentlich höher annehmen, so ist $L_\Delta(e)$ als energieunabhängig zu betrachten.

Unterhalb von 100 eV ist die Form von $L_\Delta(e)$ dagegen nicht genau festzulegen. Man kann die Kurvenform auf die Beobachtungen der relativen Häufigkeit verschieden großer Ionengruppen in der Wilsonkammer basieren und erhält dann Verteilungen, die den von ROSSI experimentell bestimmten Kurven äquivalent sein sollten. Es ist aber andererseits fraglich, wie weit sich die Beobachtungen in der Gasphase auf den Festkörper übertragen lassen. Weiterhin bleibt es offen, ob man nur die Ionisationen als für den biologischen Effekt bestimmend berücksichtigen will, oder ob man durch den Einschluß von Ereignissen von nur einigen eV übertragener Energie auch die elektronischen Anregungen berücksichtigen soll.

Man hat daher in der Wahl der Kurvenform eine gewisse Freiheit. Wir entscheiden uns hier so, daß wir bis zu etwa 30 eV hinunter die Kurve nach den Daten von WILSON und den neueren Beobachtungen an Nebelkammerspuren (HOWARD-FLANDERS) bestimmen und sie zu noch etwas kleineren Energiebeträgen extrapolieren, um der Tatsache

Rechnung zu tragen, daß im Festkörper die für die primären Anregungs- und Ionisationsereignisse aufzuwendenden Energiebeträge niedriger als in der Gasphase liegen. Abb. 20 gibt die gewählte Verteilung wieder; genaue Werte für $e > 100$ eV lassen sich den von LEA angegebenen Tabellen entnehmen. Die Kurve entspricht in ihrem Anfangsteil etwa den Annahmen von HARDER, der für seine Berechnungen nur den Anfangsteil der Kurve benötigt. Mit δ_1 sei der zu der Verteilung $L_\Delta(e)$ gehörige, auf die Anzahl der primären Ereignisse bezogene Mittelwert bezeichnet:

$$\delta_1 = \int_0^\infty e \;\; d\, L_\Delta(e)\,. \tag{20}$$

Der Vollständigkeit halber, und um die Analogie zu den Größen Δ_1 und Δ_2 klarer hervortreten zu lassen, sei auch noch die Größe δ_2 definiert:

$$\delta_2 = \int_0^\infty e^2 \;\; d\, L_\Delta(e) / \delta_1\,. \tag{21}$$

Allerdings wird diese Größe erst in Abschnitt 4.1 verwendet. Für die hier zugrunde gelegte Verteilung $L_\Delta(e)$ ist $\delta_1 = 123$ eV und $\delta_2 = 821$ eV.

Das Ziel ist hier weniger die möglichst exakte Berechnung der Verteilungen $F_\Delta(Z)$ als die Ermittlung der Mindestausdehnung der empfindlichen Bereiche. Ohne bereits auf die Überlegungen des Abschnitts 3 einzugehen, kann man sagen, daß sich um so größere Mindestwerte für die Ausdehnung der empfindlichen Bereiche ergeben, je gröbere räumliche Schwankungen der lokalen Energiedichte angenommen werden. Um die Resultate zu sichern, sind im Zweifelsfall die Abschätzungen so zu wählen, daß sich eher zu kleine als zu große Mindestausdehnungen ergeben. Dies ist der Grund, warum $L_\Delta(e)$ zu Ereignissen etwas geringerer Energieübertragung als in der Gasphase extrapoliert wurde. Wenn im folgenden berechnete Spektren $F_\Delta(Z)$ angegeben werden, so muß dies im Auge behalten werden. Wir kommen darauf in 2.4 beim Vergleich der theoretisch abgeleiteten Verteilungen $F_\Delta(Z)$ mit den experimentell bestimmten Verteilungen zurück. Es geht in unserem Zusammenhang neben der Bestimmung der empfindlichen Bereiche mehr darum, die grundsätzliche Bedeutung der Verteilungen $F_\Delta(Z), F(\underline{Z}; D)$ und $G(\underline{D}; Z)$ und der zugehörigen Momente herauszuarbeiten, als eine Sammlung numerischer Daten vorzulegen. Eine exakte und möglichst vollständige Tabellierung wird eine Aufgabe für sich sein.

Wie bei der Berechnung von $F(Z; D)$ der Wert Z durch die Summe der in den einzelnen statistisch unabhängigen Absorptionsereignissen übertragenen Energie gegeben ist, so ist bei der Berechnung von $L(e; \bar{e})$ der Wert e die Summe der in den einzelnen, statistisch unabhängigen, primären Ionisationsereignissen übertragenen Energie. Da die Verteilung $L_\Delta(e)$ in der hier gewählten Näherung nicht von der Energie des Primärteilchens abhängt, ist die Berechnung von $L(e; \bar{e})$ mathematisch der Berechnung von $F(Z; D)$ äquivalent. Abb. 21, die einen der Energiedeposition längs eines Bahnsegmentes entsprechenden Zufallspfad wiedergibt, macht im Vergleich mit Abb. 17 diese Analogie deutlich.

Gegenüber Abschnitt 2.2 haben wir lediglich $\bar{e}$ anstelle der Größe D und $L_\Delta(e)$ anstelle von $F_\Delta(Z)$ zu setzen, und erhalten dann $L(e; \bar{e})$ anstelle von $F(Z; D)$. Es kann daher für die Berechnung von $L(e; \bar{e})$

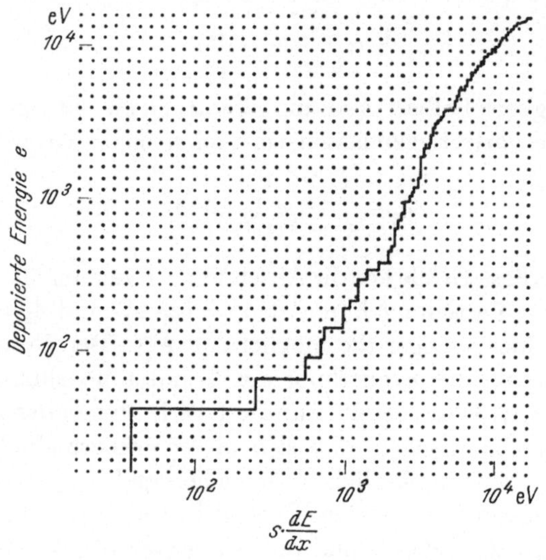

Abb. 21. Zufallspfad, der die Energiedeposition längs der Bahnspur eines schnellen ionisierenden Teilchens darstellt. Der Zufallspfad entspricht der in Abb. 20 wiedergegebenen Verteilungsfunktion $L_\Delta(e)$

das Rechenprogramm verwendet werden, das auch der Berechnung von $F(Z; D)$ dient. Bei der Berechnung von $F(Z; D)$ sind die Sprungweiten von Z nach $F_\Delta(Z)$ verteilt, während für D gilt: $p(\underline{D} \geqq D) = \exp(-D/\Delta_1$. Hier haben wir für die Sprungweiten von e die Verteilung $L_\Delta(e)$ und für $\bar{e}$ gilt: $p(\underline{\bar{e}} \geqq \bar{e}) = \exp(-\bar{e}/\delta_1)$. Der Berechnung wird gemäß Formel (18) die Multiplikation der Matrix, die in der numerischen Berechnung die Funktion $L(e; \bar{e})$ darstellt, mit dem der Dichte $v(\bar{e})$ für die verschiedenen Strahlenarten und die verschiedenen Größen des kritischen Bereiches entsprechenden Vektor nachgeschaltet. So erhält man in einem Rechengang die Spektren $F_\Delta(Z)$ für alle interessierenden Fälle.

2.4. Zusammenstellung einiger Resultate

Es folgen nun einige Ergebnisse der numerischen Berechnungen. Ein Teil dieser Resultate wird dann im nächsten Abschnitt benutzt.

Abb. 22 gibt Spektren $F_\Delta(Z)$ der Absorptionsereignisse bei verschiedenen Strahlenarten wieder, und zwar für ein kugelförmiges Volumen von 1 μ Durchmesser. Von Rossi u. Mitarb. experimentell ermittelte Kurven sind gestrichelt gezeichnet, theoretisch abgeleitete Spektren ausgezogen.

Die Darstellung ist logarithmisch in der Abszisse Z. Die Kurven für die verschiedenen Strahlenarten folgen aufeinander und liegen um so weiter rechts, je dichter ionisierend die betreffende Strahlenart ist. Unter Abb. 22 sind zu jeder Kurve die Größen Δ_1 und Δ_2 angegeben.

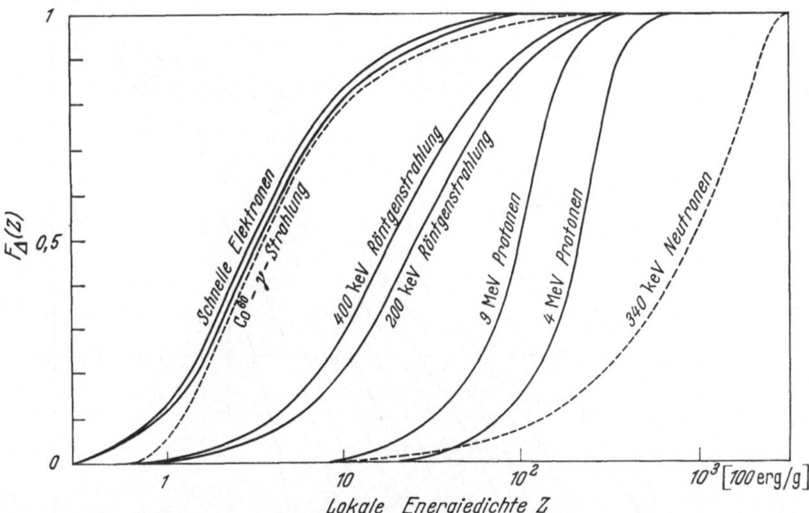

Abb. 22. Spektren $F_\Delta(Z)$ der Absorptionsereignisse für einen kugelförmigen Gewebsbereich von 1 μ Durchmesser. $F_\Delta(Z)$ ist die Wahrscheinlichkeit dafür, daß ein Absorptionsereignis einen Zuwachs der lokalen Energiedichte von höchstens Z hervorruft. - - - - - nach experimentellen Daten von Rossi et al.; ——— errechnete Verteilungen

Zugehörige charakteristische Größen:

Strahlenart	Δ_1	Δ_2
Schnelle Elektronen	7.7 · 100 erg/g	32.7 · 100 erg/g
Co^{60}-γ-Strahlung (theor.)	8.7	39.1
Co^{60}-γ-Strahlung (exp.)	10.5	77.0
400 keV Röntgenstrahlung	38.2	102
200 keV Röntgenstrahlung	46.5	115
9 MeV Protonen	103	145
4 MeV Protonen	198	248
340 keV Neutronen	900	1396

Für Co^{60}-γ-Strahlung ist sowohl die berechnete als auch die experimentell bestimmte Kurve eingezeichnet. Der Unterschied beider Kurven im Bereich $Z \leqq 1$ [100 erg/g] ist dadurch bedingt, daß im Experiment

34 eV, der durchschnittliche Energieaufwand pro Ionisation, als kleinster bei einem primären Ereignis übertragener Energiebetrag registriert wird, während bei der Berechnung auch Ereignisse geringerer Energieübertragung berücksichtigt sind.

Darüber hinaus unterscheiden sich die Kurven lediglich dadurch, daß nach der experimentell ermittelten Kurve in 3% aller primären Ereignisse Z größer als 100 [100 erg/g] ist, während nach der berechneten

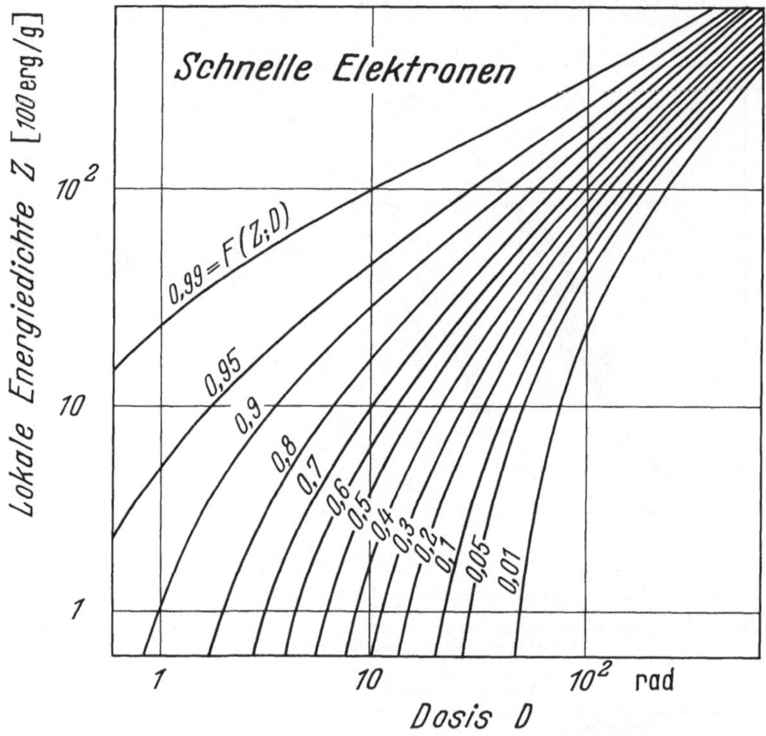

Abb. 23. Graphische Darstellung der Funktionen $F(Z; D)$ und $G(D; Z)$. Die Kurven gelten für einen kugelförmigen Gewebsbereich von 1 μ Durchmesser und Bestrahlung mit schnellen Elektronen; sie sind berechnet auf Grund des theoretisch abgeleiteten und in Abb. 22 wiedergegebenen Spektrums der Absorptionsereignisse. (Weitere Erläuterungen in der Legende zur Abb. 18)

Kurve 100 [100 erg/g] etwa die obere Grenze des Inkrementes der lokalen Energiedichte durch ein passierendes Elektron im Testvolumen ist.

Mehrere Gründe können für diesen Unterschied der beiden Kurven verantwortlich gemacht werden. Diese Gründe werden im Anhang diskutiert, und es ergibt sich, daß nach Durchführung aller Korrekturen die Kurve zwischen der theoretisch abgeleiteten und der experimentell ermittelten liegen sollte. Der Unterschied der beiden Kurven macht sich nur in 3% aller Absorptionsereignisse bemerkbar; da es sich aber um die energiereichsten Ereignisse handelt, prägt er sich stark im Wert der Größe Δ_2 aus. Gerade dies ist ein Grund, die theoretischen Kurven nicht zu korrigieren; man bleibt dann bei der folgenden Bestimmung der Mindestausdehnung kritischer Bereiche auf der sicheren Seite.

Zu den in Abb. 22 aufgezeichneten Kurven für Co^{60}-γ-Strahlung und 340 keV Neutronen sind die Funktionen $F(Z; D)$ bzw. $G(D; Z)$

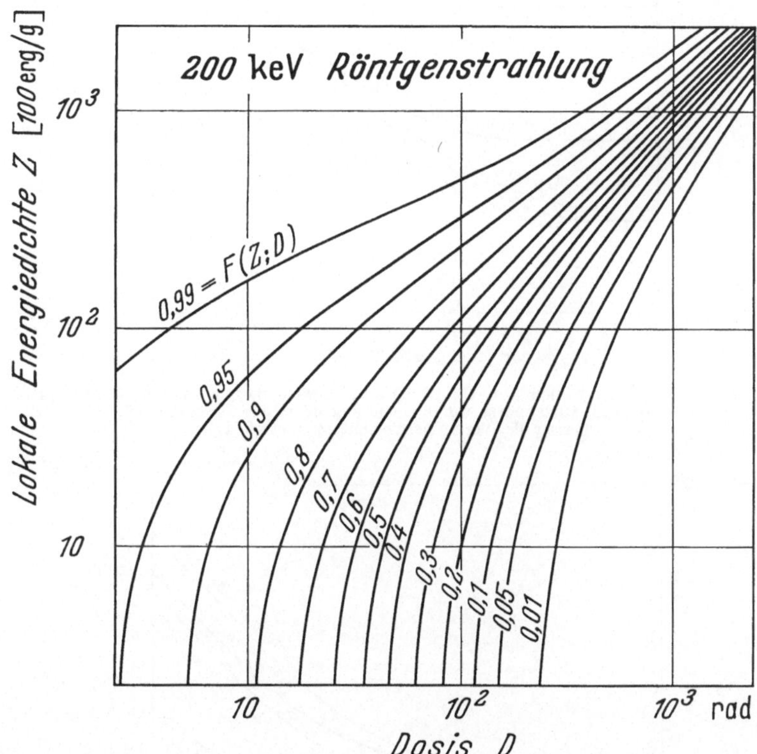

Abb. 24. Graphische Darstellung der Funktionen $F(Z; D)$ und $G(D; Z)$. Die Kurven gelten für einen kugelförmigen Gewebsbereich von 1 μ Durchmesser und 200 keV-Röntgenstrahlung; sie sind berechnet auf Grund des theoretisch abgeleiteten und in Abb. 22 wiedergegebenen Spektrums der Absorptionsereignisse. (Weitere Erläuterungen in der Legende zur Abb. 18)

bereits in den Abb. 18 und 19 wiedergegeben. Die Abb. 23 und 24 geben die Funktionen $F(Z; D)$ und $G(D; Z)$ zu weiteren der in Abb. 22 gezeichneten Kurven an.

Der durch die Anwendung eines Monte Carlo-Modells bedingte statistische Fehler braucht nicht diskutiert zu werden, da er gegenüber dem Fehler zu vernachlässigen ist, der durch die Unbestimmtheit in der Wahl der Verteilung $L_\Delta(e)$ bedingt ist. Hier sei als Anhaltspunkt lediglich angegeben, daß der mittlere statistische Fehler für den Wert 0,5 bzw. 0,01 der Verteilungen $F(\underline{Z}; D)$ oder $G(\underline{D}; Z)$ gleich 0,005 bzw. 0,001 ist; die Begründung dazu ist im Anhang zu finden (s. S. 124).

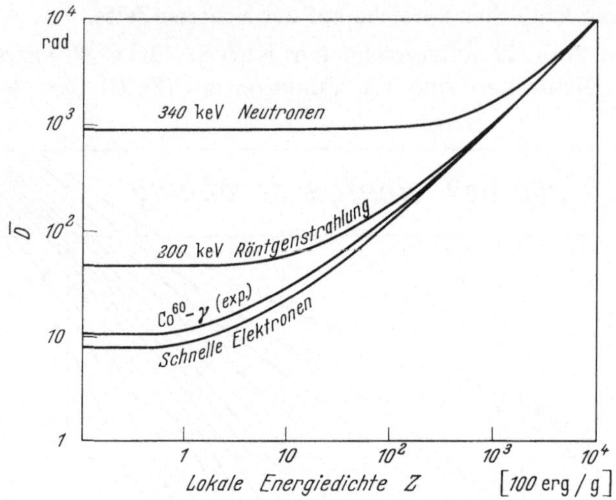

Abb. 25. Mittelwert $\bar{D}$ der in den Abb. 18, 19, 23 und 24 wiedergegebenen Verteilungsfunktionen $G(D; Z)$. Die Dosis $\bar{D}$ ist im Mittel nötig, um in einem kugelförmigen Gewebsbereich von 1 μ Durchmesser die lokale Energiedichte Z zu erreichen

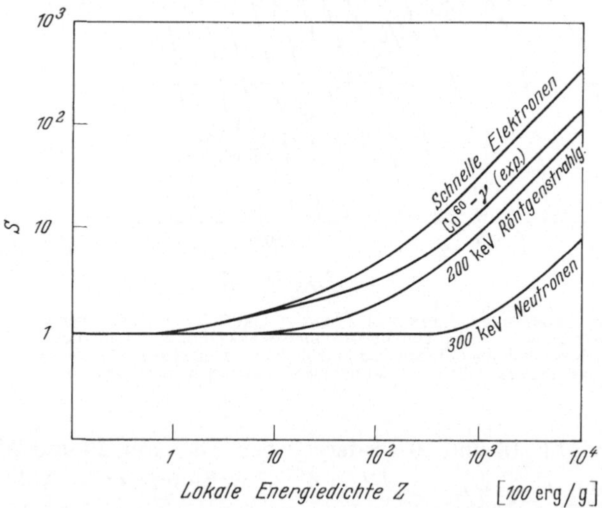

Abb. 26. Relative Steilheit S der in den Abb. 18, 19, 23 und 24 wiedergegebenen Verteilungsfunktionen $G(D; Z)$, d. h. der Verteilungsfunktionen der Dosen, die nötig sind, um den Wert Z der lokalen Energiedichte im kritischen Bereich zu erreichen

Von den abgeleiteten Daten werden für den nun folgenden Schluß auf die Mindestausdehnung der empfindlichen Bereiche nur die beiden ersten Momente der Verteilungsfunktionen $G(\underline{D}; Z)$ benötigt. Für die Verteilungen $F(\underline{Z}; D)$ können die ersten Momente unmittelbar angegeben werden, denn nach (11) gelten die einfachen Relationen:

$$\overline{Z} = D \text{ und } \sigma^2 = \Delta_2 \cdot D \,. \tag{22}$$

Für die Verteilungen $G(\underline{D}; Z)$ bestehen keine ähnlich einfachen Relationen; das ist der eigentliche Grund dafür, daß im vorliegenden Kapitel ausführlich auf numerische Berechnungen eingegangen werden mußte.

Die Abb. 25 und 26 stellen Mittelwert $\overline{D}$ und relative Steilheit S der Verteilungen $G(\underline{D}; Z)$ als Funktion von Z dar. Die Kurven gehören zu den in den Abb. 18, 19, 23 und 24 wiedergegebenen Verteilungsfunktionen.

3. Die Mindestausdehnung der empfindlichen Bereiche bei der Inaktivierung von Säugetierzellen

In Teil II wurde gezeigt, daß die Größen $\overline{D}$ und S eine Aussage über die Anzahl der zum Testeffekt zusammenwirkenden Absorptionsereignisse ermöglichen. Es soll nun eine analoge Aussage über die Ausdehnung der empfindlichen Bereiche gemacht werden. Dazu werden numerische Resultate der in den vorangehenden Abschnitten dargelegten Berechnungen benutzt.

Ausgangspunkt ist das bereits in II, 2.4 erwähnte einfache heuristische Modell. Dieses Modell soll aber — das sei bereits einleitend bemerkt — nur als theoretischer Sonderfall dienen, von dem aus der Schritt zu generellen Aussagen möglich ist. Es wird also zunächst angenommen, daß der Testeffekt dann und nur dann eintritt, wenn in einem als kugelförmig angesehenen empfindlichen Bereich des biologischen Objektes der kritische Wert Z der lokalen Energiedichte erreicht wird.

Wenn diese Ansatz gültig wäre, so wäre die Ermittlung der möglichen Dosiswirkungskurven ein rein physikalisches Problem. Man hätte lediglich die Wahrscheinlichkeitsverteilung der Dosis zu ermitteln, die nötig ist, um in einem kugelförmigen Gewebsbereich des Durchmessers d die lokale Energiedichte Z zu erreichen. Wir haben die betreffende Verteilungsfunktion mit $G(D; Z)$ bezeichnet. $G(D; Z)$ ist also gleich der theoretisch erwarteten Dosiswirkungsbeziehung. Man erhält zu jedem Durchmesser d eine Schar von Verteilungsfunktionen, nämlich eine Verteilungsfunktion $G(D; Z)$ zu jedem Wert von Z. Numerische Beispiele wurden im vorigen Abschnitt angegeben; für $d = 1\ \mu$ läßt sich die Kurvenschar $G(D; Z)$ je nach Strahlenart aus der Abb. 18, 19, 23 oder 24 ablesen. Die zur Abb. 19 gehörigen Kurven sind bereits in den Abb. 15b und 16b wiedergegeben.

Unbekannt ist sowohl d als auch Z, man muß also in der Serie von Kurvenscharen $G(D; Z)$ diejenige Kurve suchen, die mit der experimentell ermittelten Dosiswirkungsbeziehung übereinstimmt. Dies ist äußerst umständlich. Selbst wenn man einmal annimmt, daß die experimentell ermittelte Dosiswirkungskurve ihr genaues Gegenstück unter den theoretischen Kurven habe, so ist es doch mühsam, alle zu verschiedenen Durchmessern d gehörigen Kurvenscharen aufzuzeichnen und dann jede einzelne Kurve mit der experimentell ermittelten zu vergleichen. Diese Schwierigkeiten sind bereits von ROSSI u. Mitarb. dargelegt worden.

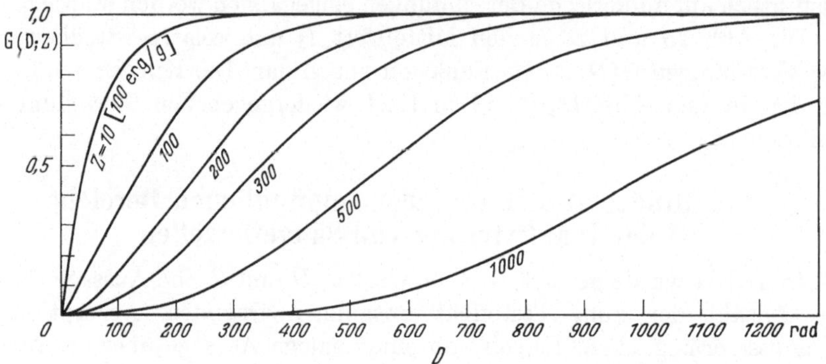

Abb. 27a. Die Verteilungsfunktionen $G(D; Z)$ der Dosen die nötig sind, damit in einem kugelförmigen Bereich von 1 μ Durchmesser die lokale Energiedichte Z erreicht wird. Die Kurven gelten für 200 keV-Röntgenstrahlung; sie entsprechen den Daten der Abb. 24

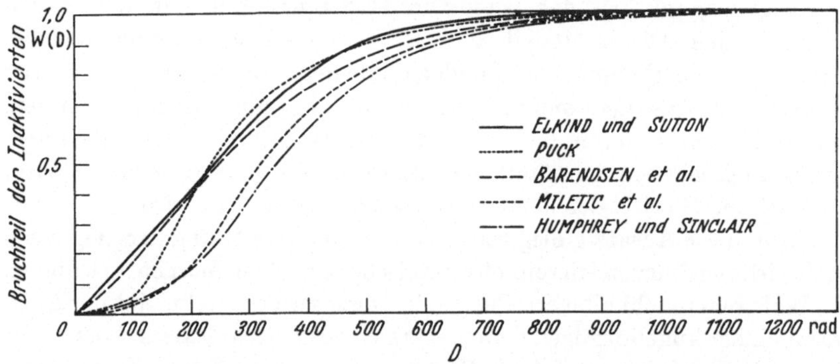

Abb. 27b. An *in vitro*-Kulturen isolierter Säugetierzellen beobachtete Dosiswirkungsbeziehungen. Die Kurven gehören zu den in Tab. 1 (Teil II, S. 63) zusammengestellten Fällen

Wir werden den hier angedeuteten umständlichen Weg nicht wirklich beschreiten. Es soll aber zur Veranschaulichung des Gesagten wenigstens ein Beispiel gegeben werden. Abb. 27a stellt die Verteilungen $G(D; Z)$ dar, die für den Fall einer 200 keV-Röntgenstrahlung berechnet worden sind. Die Kurven entsprechen den Daten der Abb. 24. Sie müßten sich als Dosiswirkungsbeziehungen ergeben, falls sich im biologischen Objekt ein sphärischer empfindlicher Bereich von 1 μ Durchmesser befände und falls die kritische Schwelle der lokalen Energiedichte in diesem Bereich gleich Z wäre. Der jeweilige Wert von Z ist an den einzelnen Kurven als Parameter angegeben. In Abb. 27b sind die an Zellkulturen *in vitro* beobachteten, in Tab. 1 (Teil II, S. 63) zusammengestellten Dosiswirkungsbeziehungen aufgezeichnet. Der Vergleich der Kurven zeigt, daß die experimentell ermittelten Dosiswirkungsbeziehungen annähernd den Verteilungen $G(D; Z)$ zum Wert $Z = 200$ [100 erg/g] bzw. $Z = 300$ [100 erg/g] entsprechen. Man kann aber daraus noch nicht schließen, daß sich gerade für den Wert $d = 1\ \mu$ die beste Übereinstimmung zwischen experimentellen und theoretischen Kurven ergibt. Die Übereinstimmung bei anderen Werten von d könnte ebenso gut oder sogar besser sein. Man müßte also die Konstruktion für andere Durchmesser wiederholen, und dies zeigt, wie aufwendig die besprochene Methode in der Tat ist.

Hier bietet nun wiederum das Konzept der Größen $\bar{D}$ und S einen Ausweg. Wir ersetzen einfach alle Kurven, die theoretischen sowohl als die experimentell ermittelten, durch die entsprechenden Paare $\bar{D}$ und S. Damit ist das Problem drastisch reduziert; der Vergleich der Punkte ist viel einfacher als der Vergleich der Kurven.

Der zu der Verteilung $G(D; Z)$ gehörige Punkt $(\bar{D}, S)$ hängt wie diese von d und von Z ab. Zu jedem Durchmesser d gehört also eine Serie von Punkten. Um Z zu eliminieren, zeichnet man diese Punkte auf und erhält eine Kurve in der $\bar{D}$-S-Ebene. In Abb. 28 sind solche zu verschiedenen Durchmessern gehörigen Kurven wiedergegeben. Die hauptsächlichen

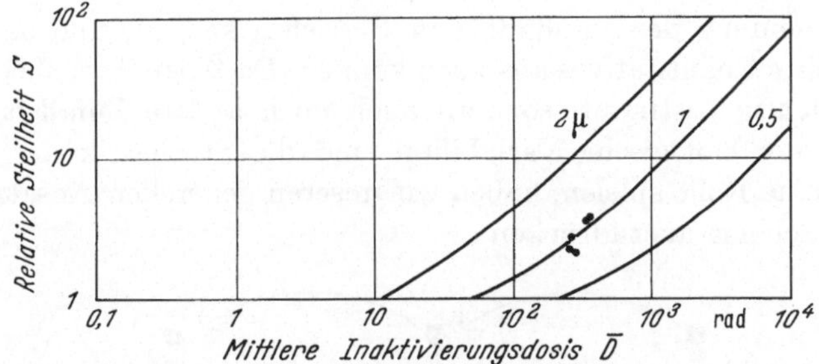

Abb. 28. Schema zur Bestimmung der Mindestausdehnung der empfindlichen Bereiche. Die Kurven gelten für 200 keV-Röntgenstrahlung; eingezeichnet sind die den Dosiswirkungskurven *a*, *b*, *c*, *d* und *e* der Tab. 1 (S. 63) entsprechenden Punkte

Eigenschaften dieser Kurven sind, auch ohne daß man ihre Ableitung aus den im vorigen Abschnitt besprochenen numerischen Daten im einzelnen verfolgt, leicht verständlich. Man erhält monoton steigende Kurven, da sowohl die relative Steilheit der Verteilung $G(D; Z)$ als auch der zugehörige Mittelwert $\bar{D}$ mit Z zunehmen; je höher die kritische Schwelle Z liegt, um so weniger machen sich die Schwankungen der lokalen Energiedichte bemerkbar. Außerdem liegt die Kurve um so höher, je größer der Durchmesser d des kritischen Bereiches ist. In Abb. 28

entspricht die Kurve für $d = 1\ \mu$ den Daten der Abb. 25 und 26; alle den Kurven der Abb. 27a zugeordneten Punkte $(\bar{D}, S)$ liegen auf dieser Kurve.

Es sei $\bar{D}_{\mathrm{exp}}$ der experimentell bestimmte Mittelwert der Inaktivierungsdosis und S_{exp} die zugehörige relative Steilheit. Dann liegt, wenn der obige Ansatz gültig ist, der Punkt $(\bar{D}_{\mathrm{exp}}, S_{\mathrm{exp}})$ auf der zum tatsächlichen Durchmesser des empfindlichen Bereiches gehörigen Kurve. Damit wäre der Durchmesser des empfindlichen Bereiches bestimmt. Die in Abb. 28 eingezeichneten Punkte repräsentieren die in Abb. 27b aufgezeichneten Dosiswirkungskurven. Die Punkte liegen nahe der Kurve, die zum Durchmesser $d = 1\ \mu$ gehört. Für diesen Durchmesser ergibt sich also tatsächlich die beste Übereinstimmung zwischen den experimentell ermittelten Dosiswirkungsbeziehungen und den theoretischen Dosiswirkungsbeziehungen $G(D; Z)$.

Man erhält also den Wert von ungefähr $1\ \mu$ für den Durchmesser des empfindlichen Bereiches. Offenbar ist jedoch der vereinfachte Ansatz nicht streng gültig, sondern bestenfalls eine grobe Näherung. Ist der Schluß auf den Durchmesser des empfindlichen Bereiches dennoch berechtigt?

Man kann zunächst von der ziemlich allgemeinen Annahme ausgehen, die Bestrahlung wirke durch die Energie, die in einem gewissen, beliebig geformten und möglicherweise auch diffusen empfindlichen Bereich absorbiert wird. Die auf diesen Bereich bezogene lokale Energiedichte sei $\tilde{Z}$ genannt. Wir sind uns dabei bewußt, daß wir weder Form noch Ausdehnung des empfindlichen Bereiches kennen, und also auch über $\tilde{Z}$ nichts Quantitatives aussagen können. Da $\tilde{Z}$ den Testeffekt sicher nicht eindeutig bestimmt, sondern auch noch andere Zufallsfaktoren, wie z. B. die biologische Variabilität und die Stochastik der vitalen Prozesse, eine Rolle spielen, haben wir unseren generellen Ansatz durch folgendes Schema auszudrücken:

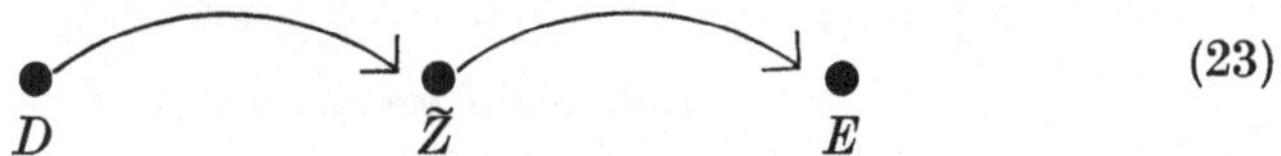

(23)

Dieses Schema ist vorerst eine bloße gedankliche Konzeption. $\tilde{Z}$ hängt stochastisch von D ab, und der Testeffekt, symbolisiert durch die Variable E, hängt stochastisch von $\tilde{Z}$ ab. Beide Abhängigkeiten sind jedoch ganz unbekannt. Streng genommen sollte auf Grund dieses Schemas die Größe S als Funktion von $\bar{D}$ aufgetragen werden. Da die stochastischen Beziehungen aber unbekannt sind, können die entsprechenden Kurven, sie seien mit $C_1(d)$ bezeichnet, nicht konstruiert werden.

Wir ersetzen daher — und auch dies noch sind rein abstrakte Überlegungen — die stochastische Abhängigkeit der Größe E von der Variablen

$\tilde{Z}$ durch eine eindeutige, nehmen also an, der Testeffekt sei eindeutig durch $\tilde{Z}$ determiniert:

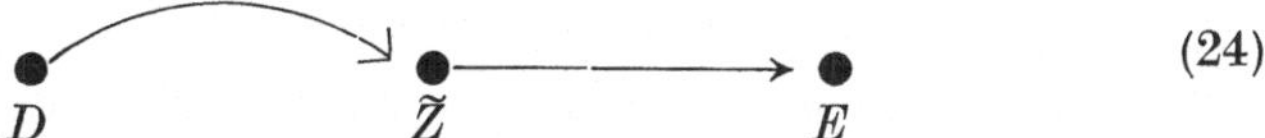

(24)

Dabei symbolisiert, wie bereits in II, 2.4 vereinbart, der gerade Pfeil eindeutige Abhängigkeit. Auch die diesem Schema entsprechenden Kurven $C_2(d)$ können nicht gezeichnet werden, da die Beziehung zwischen $\tilde{Z}$ und D unbekannt ist. Man weiß jedoch, daß die Kurven $C_2(d)$ höher liegen als die entsprechenden Kurven $C_1(d)$; die Ausschaltung einer stochastischen Komponente in der Kette der Abhängigkeiten zwischen E und D bedingt nämlich eine Annäherung der Dosiswirkungskurve an die Stufenform, d. h. eine Vergrößerung der relativen Steilheit S der Dosiswirkungskurve bei gegebenem Mittelwert der Inaktivierungsdosis.

Der zweite Schritt besteht darin, die Größe $\tilde{Z}$ durch die Größe Z zu ersetzen, wo Z die lokale Energiedichte in der dem empfindlichen Bereich umschriebenen Kugel, also der Kugel mit dem Durchmesser des kritischen Bereiches, ist. Die Kurve, die S als Funktion von $\bar{D}$ darstellt, liegt um so höher, je größer der Durchmesser des kritischen Bereiches gewählt wird, da mit der Vergrößerung des kritischen Volumens die relativen Schwankungen der lokalen Energiedichte geringer werden. Man kann in Analogie dazu annehmen, daß auch der Ersatz der Größe $\tilde{Z}$ durch die Größe Z eine Verschiebung der Kurve nach oben bedingt, da Z auf die dem empfindlichen Bereich umschriebene Kugel und damit auf ein größeres Volumen als die Größe $\tilde{Z}$ bezogen ist. Wir verzichten auf eine strenge Begründung dieser Annahme, da schon vom Ausgangspunkt, nämlich dem Schema (23) her den Überlegungen keine mathematische Strenge zukommt.

Wir benützen also die dem vereinfachten Ansatz

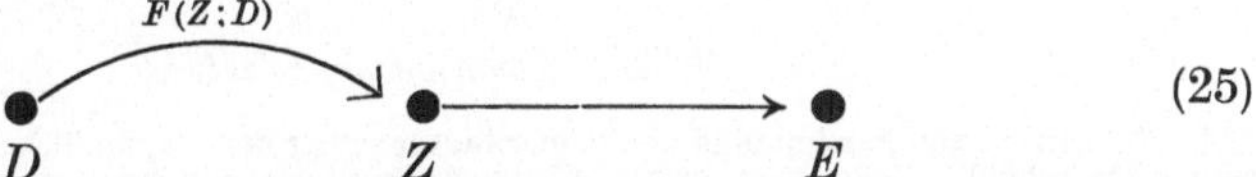

(25)

entsprechenden Kurven $C_3(d)$ anstelle der Kurven $C_1(d)$, die eigentlich zu benützen wären, aber unbekannt sind. Die Kurven liegen zu hoch; man erhält also zu kleine Werte für den Durchmesser* des empfindlichen

* Man kann von einem Durchmesser auch bei beliebig geformten und selbst bei nicht einfach-zusammenhängenden Bereichen sprechen. Der Durchmesser ist dann definiert als der maximale Abstand zweier zum Bereich gehöriger Punkte, d. h. er ist gleich dem Durchmesser der kleinsten Kugel, die dem Bereich umschrieben werden kann.

Bereiches, wenn man experimentell ermittelte Punkte ($\overline{D}_{\text{exp}}$, S_{exp}), wie es in Abb. 28 geschehen ist, in die Kurvenschar einzeichnet.

Man kann also den auf Grund des vereinfachten Ansatzes abgeleiteten Wert d als eine untere Schranke für den Durchmesser des kritischen Bereiches ansehen, und wieder, ganz analog den Überlegungen in Teil II, schließen, daß der tatsächliche Wert um so höher über dieser Schranke liegt, je weniger der Ansatz gültig ist, d. h. je weniger die eindeutige Abhängigkeit zwischen der lokalen Energiedichte und dem Eintritt des Effektes besteht, je mehr der empfindliche Bereich von der Kugelform abweicht, je stärker die Wirkwahrscheinlichkeit im empfindlichen Bereich schwankt, je größer der Einfluß der rückläufigen Prozesse ist, und je mehr die biologische Variabilität ins Gewicht fällt.

Wir fassen die etwas abstrakten Überlegungen noch einmal in einfachen Worten zusammen und stellen fest: Das Modell eines kugelförmigen empfindlichen Bereiches mit einer scharfen kritischen Schwelle der lokalen Energiedichte ist unrealistisch; der aus der Abb. 28 abgelesene Wert ist daher nicht gleich dem tatsächlichen Durchmesser der kritischen Bereiche. Alle Abweichungen von dem vereinfachten Ansatz wirken jedoch in derselben Richtung. Alle bewirken, daß die relative Steilheit der Dosiswirkungskurve kleiner ist, als sie es nach dem einfachen Ansatz sein müßte. Da aber in Abb. 28 kleinere Werte von S zu kleineren Durchmessern d gehören, erschließt man einen zu geringen Wert für den Durchmesser der empfindlichen Bereiche. Der abgelesene Wert d ist

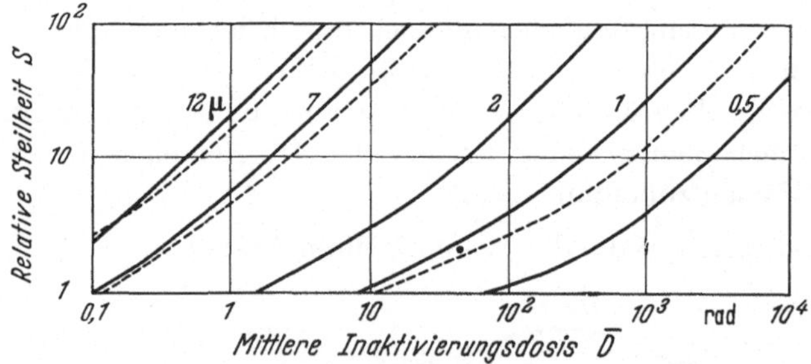

Abb. 29. Schema zur Bestimmung der Mindestausdehnung der empfindlichen Bereiche. Die Kurven gelten für schnelle Elektronen bzw. Co^{60}-γ-Strahlung; eingezeichnet ist der der Dosiswirkungsbeziehung f in Tab. 1 (S. 63) entsprechende Punkt. - - - - - auf Grund der experimentellen Daten von ROSSI et al. berechnete Kurven für Co^{60}-γ-Strahlung; ——— berechnete Kurven für schnelle Elektronen

also als Mindestwert anzusehen; mit dem tatsächlichen Durchmesser könnte er nur dann identisch sein, wenn außer der Mikroverteilung der absorbierten Energie kein anderer Zufallsfaktor eine Rolle spielte.

Aus Abb. 28 folgt also, daß bei Bestrahlung isolierter Säugetierzellen in vitro die empfindlichen Bereiche im Mittel einen Durchmesser von mindestens 1 μ haben.

Eine der in Tab. 1, S. 63, aufgenommenen Dosiswirkungsbeziehungen, nämlich die von BATEMAN et al. abgeleitete, wurde nicht mit Röntgen-, sondern mit γ-Strahlung ermittelt. Der entsprechende Punkt ist daher nicht in Abb. 28 eingetragen, sondern in Abb. 29, die die S-$\bar{D}$-Kurven für Co^{60}-γ-Strahlung angibt. Es ergibt sich auch hier ein Mindestdurchmesser von etwa 1 μ für die empfindlichen Bereiche. Tatsächlich mag der empfindliche Bereich aus mehreren getrennten Einzelbereichen bestehen; die Behauptung impliciert dann, daß diese empfindlichen Bereiche über ein Areal verstreut sind, das sich in eine Kugel von geringerem Durchmesser als 1 μ nicht einschließen läßt.

Bereits in II, 3.3 wurde bemerkt, daß die Streuung der Inaktivierungsdosis in den in Tab. 1 (S. 63) zusammengefaßten Fällen nur zum Teil auf der Inhomogenität der Energieverteilung beruht. Dies festzustellen ist besonders deshalb wichtig, weil man aus der relativ guten Übereinstimmung der Kurven der Abb. 27a und b auf die Gültigkeit des einfachen Modells schließen könnte. Das wäre aber sicherlich ein Trugschluß. In der Dosiswirkungsbeziehung drücken sich die verschiedensten stochastischen Faktoren aus. Der tatsächliche Durchmesser des empfindlichen Bereiches muß größer sein als der abgeleitete Mindestwert.

Um welchen Faktor die tatsächliche Ausdehnung jedoch größer ist, kann aus den vorliegenden experimentellen Untersuchungen nicht erschlossen werden*. Die aus den bisherigen Versuchen abgeleitete Tatsache, daß die durch die einzelnen Absorptionsereignisse ausgelösten Veränderungen über Distanzen von mehr als 1 μ zusammenwirken, spricht aber im Falle der Säugetierzellen eher für eine disperse Schädigung als für die klassische Vorstellung einer mono- oder oligomolekularen Strahlenwirkung.

---

* Will man eine schärfere Abschätzung erhalten, so muß man sicherstellen, daß die Inhomogenität der Energieverteilung wirklich der für die Streuung der Inaktivierungsdosis entscheidende Faktor ist. Die experimentellen Bedingungen sind also so zu modifizieren, daß der Einfluß der übrigen stochastischen Faktoren gegenüber den Schwankungen der Energiedichte zurücktritt. Dies kann durch Verwendung synchronisierter Zellkulturen oder auch dadurch geschehen, daß man dichter ionisierende Strahlung, die aber noch zu sigmoiden Dosiswirkungskurven führt, benutzt. BARENDSEN (1964) erhält für α-Partikel von 26 MeV sigmoide Dosiswirkungskurven ($S > 1$). Konstruiert man die den α-Partikeln (LET $= 25$ keV/μ) entsprechenden S-$\bar{D}$-Kurven, so erhält man einen Mindestdurchmesser von etwa 2 μ für den empfindlichen Bereich (s. 4.4).

Noch größere Wirkungsquerschnitte ergeben sich häufig bei der Verwendung sehr dicht ionisierender Strahlung, wie z. B. Neutronen. So erhalten BATEMAN und BOND für Mäusespermatogonien einen Wirkungsquerschnitt, der wesentlich größer ist als der Kern der Zelle (s. 4.4). Da es sich dabei aber offensichtlich um wirkliche Eintreffervorgänge handelt, kann dann nicht auf eine Wechselwirkung verschiedener Absorptionsereignisse über die fragliche Distanz geschlossen werden. Möglicherweise sind die Wirkungsmechanismen bei dicht ionisierender und bei locker ionisierender Strahlung unterschiedlich.

4. Veranschaulichung und vereinfachte Behandlung

In Teil II wurde eine Mindestzahl für die im Mittel zur Inaktivierung einer Zelle zusammenwirkenden Absorptionsereignisse angegeben, darüber hinaus wurde nun eine untere Schranke für die mittlere Ausdehnung der empfindlichen Bereiche abgeleitet. Damit ist der Kreis der Überlegungen geschlossen. Nachdem den üblichen Modellen auf Grund der verallgemeinerten Darstellung im ersten Teil ihre Aussagekraft genommen wurde, zeigten die Teile II und III, welche Schlüsse formale Analyse, bzw. formale Analyse verbunden mit Kenntnissen über die lokale Energieverteilung in mikroskopischen Bereichen, dennoch ermöglicht.

Über die Darstellung des Grundlegenden hinausgehend könnte man nach der Möglichkeit einer näherungsweisen Behandlung fragen. An sich fällt der rechnerische Aufwand für die Bestimmung der ersten Momente einer Verteilungsfunktion, verglichen mit dem für alle Versuche nötigen experimentellen Aufwand, durchaus nicht ins Gewicht; auch die Funktionen $F(Z; D)$ — wenn zu ihrer Darstellung auch eine große Sammlung numerischer Daten nötig ist — lassen sich, einmal aufgestellt, unmittelbar anwenden. Trotzdem stellt sich die Frage nach der Möglichkeit einer vereinfachten Behandlung, nämlich immer dann, wenn die experimentellen Daten unvollständig sind. Ferner wünscht man aus vorgelegten Daten gelegentlich qualitative Schlüsse zu ziehen, ohne jedoch die Möglichkeit vorheriger numerischer Analyse zu haben.

Häufig weiß man z. B. von einer Dosiswirkungsbeziehung nichts weiter, als daß sie sigmoid ist, daß also $S > 1$ ist; ebenso häufig kennt man das Spektrum der Strahlung nicht genau, bei Röntgenstrahlung allein schon wegen des meist kaum abzuschätzenden Beitrags der Streustrahlung. Muß man sich in diesen Fällen auf die konventionellen Schlußweisen beschränken?

Um diese Frage zu beantworten, wird dreierlei besprochen; zunächst die Möglichkeit, mit einer einzigen Serie von Kurvenscharen $F(Z; D)$ auszukommen, statt mit einer Serie für jede Strahlenart; dann die Deutung der Größen Δ_1 und Δ_2 und deren Beziehung zum üblichen Begriff der Ionisationsdichte (LET); schließlich der vereinfachte Schluß auf die räumliche und zeitliche Distanz der Wechselwirkung zwischen den Absorptionsereignissen.

4.1. Monochromatische Strahlung als einfachster Fall

Die Funktionen $F_\Delta(Z)$ und damit $F(Z; D)$ und $G(D; Z)$ hängen außer von Z und D von der Art der Strahlung und dem Durchmesser des kritischen Bereiches ab; wir haben, nur um die Schreibweise zu vereinfachen, diese Funktionen nicht mit den beiden Parametern indiziert. Eine tabellarische Zusammenstellung der Funktionen $F(Z; D)$ bzw. $G(D; Z)$ muß entsprechend für jede Strahlenart eine Serie von Kurvenscharen, nämlich eine Kurvenschar zu je einem fest gewählten Durchmesser des kritischen Bereiches, enthalten. Man benötigt also eine sehr umfangreiche Sammlung numerischer Daten. Dazu kommt die Schwierigkeit, daß in praktischen Fällen — und dies gilt insbesondere für Röntgenstrahlung — die Strahlenqualität weder räumlich konstant noch genau bestimmbar ist; Anteil und Härte der stets auftretenden Streustrahlung sind in den seltensten Fällen genau anzugeben.

Es gibt jedoch einen besonders leicht zu behandelnden Fall, nämlich den einfachen Fall einer monoenergetischen Korpuskularstrahlung, die auf eine so dünne Schicht wirkt, daß $\left.\frac{dE}{dx}\right|_{\mathrm{pr}}$ in ihr als konstant anzunehmen ist. Dann ist nach (15) und (17):

$$V(\bar{e}) = \frac{\bar{e}^2}{\left(d \cdot \left.\frac{dE}{dx}\right|_{\mathrm{pr}}\right)^2}\,; \quad 0 < \bar{e} \leq d \cdot \left.\frac{dE}{dx}\right|_{\mathrm{pr}} \tag{26}$$

Daher hängt gemäß (18) die Verteilung $F_\Delta\,(e/m)$ der Größe $e = Z \cdot m$ nicht explicit von $\left.\frac{dE}{dx}\right|_{\mathrm{pr}}$ und dem Durchmesser d des kritischen Bereiches, sondern nur von der Größe $\left.\frac{dE}{dx}\right|_{\mathrm{pr}} \cdot d$ ab. Man hat es also nicht

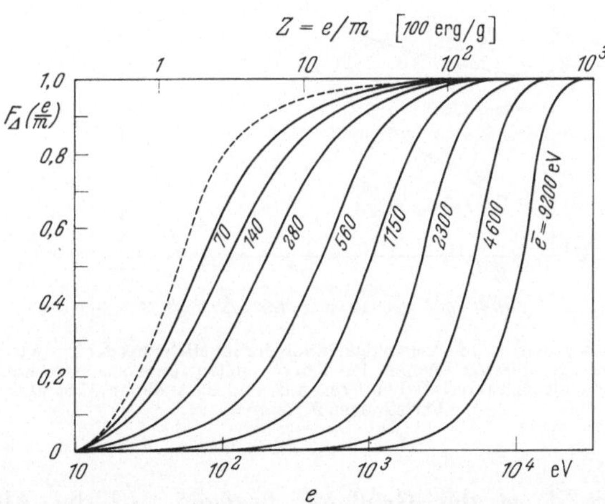

Abb. 30. Verteilungsfunktionen F_Δ (e/m) der bei einem Absorptionsereignis deponierten Energie. Die Kurven gelten für monoenergetische schnelle ionisierende Teilchen. Kurvenparameter ist der Mittelwert $\bar{e}$ der bei einer Passage durch den kritischen Bereich deponierten Energie. Die Kurven nähern sich mit abnehmendem $\bar{e}$ der gestrichelt eingezeichneten Verteilung $L_\Delta(e)$. Oberhalb der Abbildung sind die Werte Z der lokalen Energiedichte angegeben, die dem jeweiligen Wert e entsprechen, wenn man für den kritischen Bereich einen Durchmesser von 1 μ annimmt. (In diesem Fall ist also die Masse m gleich $4\pi/3 \cdot 10^{-12}$ gr gesetzt, und $F_\Delta(Z)$ ist die Verteilung der lokalen Energiedichte Z)

mehr mit einer zweiparametrigen, sondern mit einer nur mehr einparametrigen Serie von Kurvenscharen $F(Z; D)$ bzw. $G(D; Z)$ zu tun.

Abb. 30 gibt eine Reihe Verteilungsfunktionen $F_\Delta\,(e/m)$ der bei einem Absorptionsereignis deponierten Energie e an; Kurvenparameter ist $\bar{e}$,

d. h. der Erwartungswert des Betrages der bei der Passage eines geladenen Teilchens durch den kritischen Bereich abgegebenen Energie.

Die Kurven der Abb. 30 gelten nicht nur für Elektronen, sondern auch für schnelle Protonen und α-Teilchen, denn näherungsweise kann man annehmen, daß die Verteilung $L_\Delta(e)$ bis herauf zu $e = 3{,}5$ keV für alle geladenen Teilchen gleich ist, sofern nur deren kinetische Energie groß genug ist, δ-Strahlen von einigen keV auszulösen. Einschränkend muß gesagt werden, daß die Kurven für Durchmesser des kritischen Bereiches von weniger als 0,5 μ nur mehr grobe Näherungen sind, weil in den Berechnungen primäre Ereignisse bis zu 3,5 keV als punktförmige Ionenhaufen behandelt werden, und dies bei Durchmessern von weniger als 0,5 μ zu größeren Fehlern führen würde.

In Abb. 31 sind die zu den Verteilungen $F_\Delta(e/m)$ gehörigen Größen $\Delta_1 \cdot m$ und $\Delta_2 \cdot m$ in Abhängigkeit von dem Betrag $\bar{e}$ der im Mittel bei einer Passage deponierten Energie angegeben. Die Tatsache, daß der

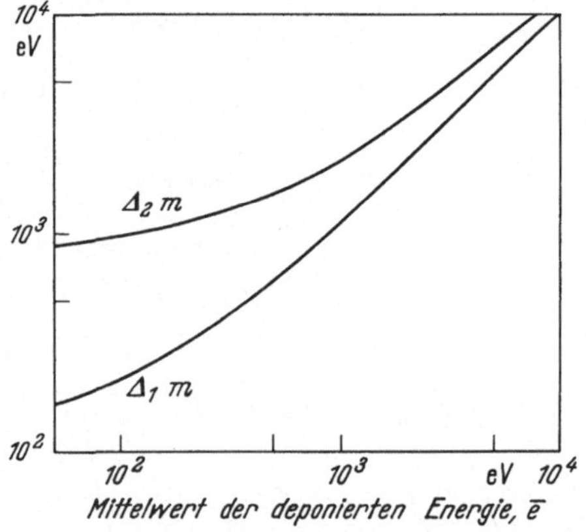

Abb. 31. Die Größen $\Delta_1 m$ und $\Delta_2 m$ in Abhängigkeit von der im Mittel bei der Passage eines schnellen ionisierenden Teilchens deponierten Energie. Die Kurven gelten für monoenergetische Partikel, sie geben also insbesondere die charakteristischen Größen Δ_1 und Δ_2 zu den in Abb. 30 wiedergegebenen Verteilungen $F_\Delta(e/m)$ an

Erwartungswert $\Delta_1 \cdot m$ der Größe e, bezogen auf die Absorptionsereignisse, größer als $\bar{e}$ ist, ist dadurch bedingt, daß bei manchen Passagen des primären geladenen Teilchens durch den kritischen Bereich keine Energie übertragen wird, während bei einem Absorptionsereignis mindestens ein primäres Ereignis der Energieabsorption stattfindet. Daher sind die Minimalwerte von $\Delta_1 \cdot m$ und $\Delta_2 \cdot m$ gleich δ_1 bzw. δ_2, wie aus dem Vergleich der Definitionen (6), (7) und (20), (21) hervorgeht. Nur asymptotisch für Werte von $\bar{e}$, die wesentlich größer als $\delta_1 = 123$ eV bzw. $\delta_2 = 821$ eV sind, ist $\Delta_1 \cdot m = \bar{e}$.

Es sei wiederum darauf hingewiesen, daß die Kurven der Abb. 30 nicht als beste Näherung für die tatsächlichen Werte anzusehen sind. Mit Rücksicht auf die in 3 erörterte Anwendung der Daten wurden bei den Abschätzungen eher zu kleine als zu große Werte von Δ_1 und Δ_2 in Kauf genommen. Der Vergleich mit den von Rossi et al. experimentell bestimmten Kurven erlaubt die Annahme, daß die errechneten Werte von Δ_1 zuverlässig sind, während die von Δ_2 möglicherweise etwas zu tief liegen. Es wird auf die Angabe der zu den Verteilungen $F_\Delta(Z)$ der Abb. 30 gehörigen Kurvenscharen $F(Z;D)$ und $G(D;Z)$ verzichtet, um nicht den Eindruck zu erwecken, es handle sich um endgültige Daten. Eine endgültige Zusammenstellung der Verteilungen $F_\Delta(Z)$, $F(\underline{Z};D)$ und $G(\underline{D};Z)$ für die verschiedenen Strahlenarten, die verschiedenen Durchmesser des kritischen Bereiches und eventuell auch für andere als nur kugelförmige kritische Bereiche muß einem eigenen Tabellenwerk, das auf experimentellen ebenso wie theoretischen Daten beruht, vorbehalten bleiben.

Hat man nicht die Möglichkeit, monoenergetische Strahlung zu verwenden, so entfällt die beschriebene mathematische Vereinfachung. Wie bereits erwähnt, genügt aber in erster Näherung die Angabe der beiden Größen Δ_1 und Δ_2 zur Charakterisierung einer Strahlenart, da diese Größen die asymptotische Form der Kurvenscharen $F(Z;D)$ bzw. $G(D;Z)$ bestimmen. Nun gilt ferner, daß die Form der Kurven im wesentlichen durch das Verhältnis Δ_2/Δ_1 bestimmt ist. Multiplikation der Größen Δ_1 und Δ_2 mit dem gleichen Faktor ändert lediglich den Maßstab der beiden Achsen um diesen Faktor, bedeutet also in der doppellogarithmischen Darstellung eine Verschiebung längs der Winkelhalbierenden zwischen Ordinate und Abszisse.

Hat man also für einen bestimmten Fall die Größen Δ_1 und Δ_2 ermittelt, so wählt man aus der Serie der Kurvenscharen, die zu der monochromatischen Strahlung gehören, diejenige, die dem Wert Δ_2/Δ_1 entspricht. Diese Kurvenschar gilt asymptotisch streng; für die Werte von D bzw. Z der Größenordnung Δ_1 bzw. Δ_2 gilt sie näherungsweise. Der in 3 beschriebene Schluß auf die Mindestausdehnung der empfindlichen Bereiche ist ohnehin bereits möglich, wenn man nur Δ_1 und Δ_2 kennt. Die Kurven der Abb. 28 und 29 sind asymptotisch für große $\overline{D}$ durch Δ_2 bestimmt, während der Wert von Δ_1 den Anfangspunkt dieser Kurven angibt; der dazwischen liegende Kurventeil läßt sich leicht intrapolieren.

Die Bestimmung der Größen Δ_1 und Δ_2 wird allerdings häufig nicht viel einfacher als die Bestimmung der expliciten Funktionen $F_\Delta(Z)$, $F(Z;D)$ bzw. $G(D;Z)$ sein. Das Problem mag durch die folgenden Erläuterungen verdeutlicht werden.

4.2. Die Größen Δ_1 und Δ_2 und die Ionisationsdichte

Üblicherweise wird eine Strahlenart durch eine einzige Zahl charakterisiert, nämlich durch den Wert der linearen Energiedichte, der mit LET oder L bezeichnet wird (Linear Energy Transfer). Diese Größe ist als Mittelwert der Rate des primären Energieverlustes $\left.\frac{dE}{dx}\right|_{\text{pr}}$ definiert. Die Definition ist allerdings nicht eindeutig. Zunächst ist willkürlich, was man als primären Energieverlust bezeichnen soll; meist wird, wie bereits in 2.3 erwähnt, als Grenze der Wert von 100 eV angesetzt, d. h. unter den primären Ionisationsereignissen werden nur diejenigen berücksichtigt, bei denen die Energieabgabe nicht größer als 100 eV ist. Gelegentlich wird die Grenze auch höher angesetzt. Die Festsetzung müßte aber an sich auf biologischen Überlegungen beruhen. Hat man es mit größeren empfindlichen Bereichen zu tun — und die vorstehenden Überlegungen zeigten, daß dies bei der Strahlenwirkung auf Säugetierzellen der Fall ist —, so spricht nichts dafür, eine Bahnspur, die nur wenig länger als 100 Å und damit sehr kurz gegen die Ausdehnung der kritischen Bereiche ist, bereits als von der primären Bahnspur unterschiedene δ-Spur zu bezeichnen. Es erscheint in diesem Falle angebrachter, die Grenze so zu wählen, daß die entsprechende Bahnlänge in die Größenordnung der interessierenden Distanzen kommt. Es wurde deshalb in den vorangehenden Überlegungen der Wert 3,5 keV entsprechend etwa 100 Ionisationen als Grenze gewählt. Eine gewisse Willkür ist nicht auszuschließen, ist aber von nicht allzugroßer praktischer Bedeutung, da sogar für schnelle Elektronen $\left.\frac{dE}{dx}\right|_{100\,\text{eV}}$ und $\left.\frac{dE}{dx}\right|_{\infty}$ nur etwa um den Faktor 2 differieren (Lea) und im allgemeinen LET-Werte ohnehin nur grob abgeschätzt werden.

Grundsätzlich ist aber festzustellen, daß die Willkür in der Definition des Wertes $\left.\frac{dE}{dx}\right|_{\text{pr}}$ der Unbestimmtheit der Abmessung des kritischen Bereiches entspricht und somit prinzipieller Natur ist. In der generellen Behandlung drückt sich das dadurch aus, daß die Verteilung $F_\Delta(Z)$ und damit auch die Größen Δ_1 und Δ_2 vom Durchmesser des empfindlichen Bereiches abhängen.

Eine zweite Unbestimmtheit in der Definition der Größe L besteht darin, daß man den Mittelwert von $\left.\frac{dE}{dx}\right|_{\text{pr}}$ auf zwei verschiedene Weisen definieren kann, nämlich indem man die Größe entweder über die Bahnlänge oder über die längs der Bahnen deponierte Energie mittelt.

Im ersten Fall hat man:

$$L_1 = \frac{\int \left.\frac{dE}{dx}\right|_{\text{pr}} dx}{\int dx} \quad \text{(Integration über die gesamte Länge der primären Bahnspuren)} \tag{27}$$

oder da nach 2.3 die Verteilung der Größe $\left.\frac{dE}{dx}\right|_{pr}$, bezogen auf die Bahnlänge, mit $M\left(\left.\frac{dE}{dx}\right|_{pr}\right)$ bezeichnet ist:

$$L_1 = \int_0^\infty \left.\frac{dE}{dx}\right|_{pr} \cdot dM\left(\left.\frac{dE}{dx}\right|_{pr}\right). \tag{28}$$

Im zweiten Fall ist:

$$L_2 = \frac{\int \left.\frac{dE}{dx}\right|_{pr} dE}{\int dE} = \frac{\int \left.\frac{dE}{dx}\right|_{pr}^2 dx}{\int \left.\frac{dE}{dx}\right|_{pr} dx}, \tag{29}$$

wobei das eine Mal über die gesamte längs der Bahnspuren deponierte Energie, das andere Mal über die gesamte primäre Bahnlänge zu integrieren ist. Benutzt man wieder die Verteilung $M\left(\left.\frac{dE}{dx}\right|_{pr}\right)$, so erhält man:

$$L_2 = \frac{\int_0^\infty \left.\frac{dE}{dx}\right|_{pr}^2 \cdot dM\left(\left.\frac{dE}{dx}\right|_{pr}\right)}{\int_0^\infty \left.\frac{dE}{dx}\right|_{pr} \cdot dM\left(\left.\frac{dE}{dx}\right|_{pr}\right)}. \tag{30}$$

Suchen wir nun nach dem Zusammenhang der Größen L_1 und L_2 mit der Verteilung $F_\Delta(Z)$ und den Größen Δ_1 und Δ_2.

Die Ionisationsdichte L ist allein durch die Verteilung der Größe $\left.\frac{dE}{dx}\right|_{pr}$ bestimmt. Man tut so, als würde entlang der Bahnspur die Energie des ionisierenden Teilchens kontinuierlich abgegeben. Die statistischen Schwankungen infolge der quantenhaften Natur der Energieabgabe — sie drücken sich in der numerischen Behandlung (s. 2.3) in der Funktion $L(e;\bar{e})$ aus — werden vernachlässigt. Vernachlässigt werden ferner die unterschiedlichen Bahnlängen innerhalb des kritischen Bereiches. Dies bedeutet, daß man einfach an Stelle der Variablen Z die Variable $\left.\frac{dE}{dx}\right|_{pr} \cdot \frac{d}{m}$ setzt. Den in (6) und (7) gegebenen Definitionen entspricht dann:

$$\int_0^\infty \frac{d}{m} \cdot \left.\frac{dE}{dx}\right|_{pr} \cdot dM\left(\left.\frac{dE}{dx}\right|_{pr}\right) = \frac{d}{m} \cdot L_1 \tag{31}$$

anstelle der Definition von Δ_1; und

$$\frac{\int_0^\infty \left(\frac{d}{m}\right)^2 \cdot \left.\frac{dE}{dx}\right|_{pr}^2 \cdot dM\left(\left.\frac{dE}{dx}\right|_{pr}\right)}{\int_0^\infty \frac{d}{m} \cdot \left.\frac{dE}{dx}\right|_{pr} \cdot dM\left(\left.\frac{dE}{dx}\right|_{pr}\right)} = \frac{d}{m} \cdot L_2 \tag{32}$$

anstelle der Definition von Δ_2.

L_1 ist also das Analogon von Δ_1, und L_2 das Analogon von Δ_2; dies wirft neues Licht auf die alte Frage, welche der beiden Definitionen der Ionisationsdichte vorzuziehen sei. Offenbar sind beide nötig. In 2.1 wurde gezeigt, daß die Größe Δ_1 die Funktion $G(D;Z)$ für kleine Z also für „Eintreffervorgänge" bestimmt, während Δ_2 maßgebend ist für große Z, also dann, wenn im kritischen Bereich zahlreiche Absorptionsereignisse stattfinden. Die Größe L_1 ist also als Maß der Ionisationsdichte zu wählen, wenn man es mit Eintreffervorgängen zu tun hat, L_2 dagegen, wenn Wechselwirkung verschiedener Absorptionsereignisse eine Rolle spielt.

Ganz grob gesagt ist L_1 die geeignete Größe bei der Strahlenwirkung auf Makromoleküle und Viren, während L_2 zu verwenden ist, wenn man es mit größeren Objekten, insbesondere etwa mit Säugetierzellen, zu tun hat.

Da L_2 also angewandt wird, wenn es um größere Objekte geht, so ist es angebracht, bei der Berechnung von L_2 sich auf den Wert $\left.\frac{dE}{dx}\right|_\infty$ oder $\left.\frac{dE}{dx}\right|_{3,5\,\mathrm{keV}}$ (s. 2.3) zu stützen. Der Berechnung der Größe L_1 dagegen kann weiterhin $\left.\frac{dE}{dx}\right|_{100\,\mathrm{eV}}$ zugrunde gelegt werden.

Letzten Endes kann jedoch die Verwendung der Größen L_1 bzw. L_2 — wenn man einmal von sehr dicht ionisierenden Partikeln absieht — nicht befriedigen; wird doch, auch wenn man das genaue Spektrum von $\left.\frac{dE}{dx}\right|_{\mathrm{pr}}$ berücksichtigt, gerade das wesentliche Charakteristikum der ionisierenden Strahlung, nämlich die Energiedeposition in einzelnen diskreten Ereignissen längs der Bahnspur, vernachlässigt. Es sei daher die Besprechung der Größen Δ_1 und Δ_2 wiederaufgenommen.

4.3. Deutung der Größen Δ_1 und Δ_2

Um eine Veranschaulichung von Δ_1 und Δ_2 zu geben, seien zwei Begriffe eingeführt, nämlich der „mittlere Abstand einer Ionisation von der nächstgelegenen Ionisation eines anderen Absorptionsereignisses" und die „lokale Eigendosis in der Umgebung einer Ionisation".

Zunächst wird auf den ersten Begriff eingegangen. Stellt man sich bei der Dosis D eine der Ionisationen im Gewebe vor, so kann man nach dem mittleren Abstand dieser Ionisation von der nächstgelegenen Ionisation eines anderen Absorptionsereignisses fragen. Die Größe ist von praktischer Bedeutung; denn tritt eine Wechselwirkung zwischen verschiedenen Absorptionsereignissen auf, so muß ihre Reichweite wenigstens von der Größenordnung dieses mittleren Abstandes sein. Es sei nicht nach der Verteilung der Abstände gefragt, sondern nur nach dem Mittelwert. Jedoch ist auch die Berechnung des Mittelwertes nicht ganz einfach. Da es aber hier nicht um exakte Werte geht, kann der Mittelwert ersetzt werden durch eine Größe, die dem Medianwert verwandt ist, nämlich durch den Wert, der mit der Wahrscheinlichkeit $e^{-1} = 0{,}37$ überschritten wird. Diese zunächst etwas willkürlich erscheinende Definition des „mittleren Abstandes" rechtfertigt sich dadurch, daß sich dann bei der Dosis D als mittlerer Abstand gerade der Radius der Kugel ergibt, für die $\Delta_1 = D$ gilt; dies folgt unmittelbar aus der Definition (6) und der Beziehung (8). Δ_1 ist die Dosis, bei der in der Kugel im Mittel ein Absorptionsereignis, und daher mit der Wahrscheinlichkeit 0,37 kein Absorptionsereignis auftritt.

Es sei hier als Einschaltung bemerkt, daß die Größe Δ_1 der Dosis entspricht, die LEA in seinen "*associated volume*" Kalkulationen als 37%-Dosis bezeichnet. LEAs Ausführungen über die Bestimmung formaler Wirkungsquerschnitte bzw. formaler Wirkvolumina im Falle von Eintreffereignissen haben unveränderte Gültigkeit; sie brauchten daher in der vorliegenden Darstellung nicht von neuem aufgegriffen zu werden. Da wir es im Zusammenhang unserer Überlegungen mit der Wechselwirkung verschiedener Absorptionsereignisse zu tun haben, ist die Deutung der Größe Δ_1 nicht ganz dieselbe wie in der Darstellung von

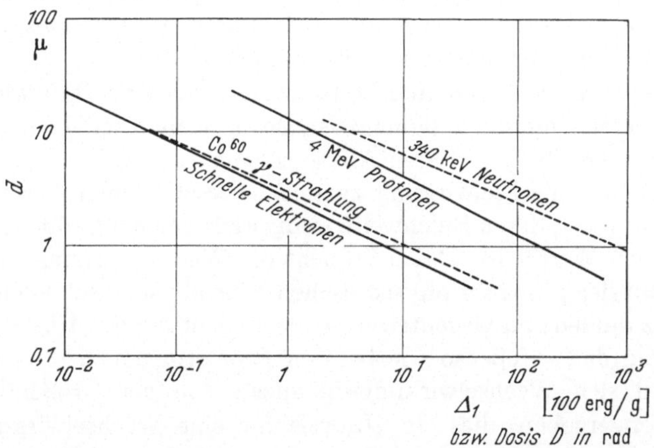

Abb. 32. Abhängigkeit zwischen der Größe Δ_1 und dem Durchmesser d des kritischen Bereiches. $d/2$ kann als der mittlere Abstand einer Ionisation von der nächstgelegenen Ionisation eines fremden Absorptionsereignisses bei der jeweiligen Dosis D angesehen werden. - - - - - basierend auf experimentellen Daten von ROSSI et al.; ——— rein theoretisch abgeleitete Kurven

LEA. Wir können auch nicht die in dieser Darstellung angegebenen numerischen Werte benutzen, da LEA sich nur auf Viren und Bakterien bezog und sich daher auf Durchmesser des kritischen Bereiches beschränkte, die wesentlich kleiner als 1 μ sind.

In Abb. 32 ist für verschiedene Strahlenarten die Größe Δ_1 gegen d aufgetragen. Man kann aus der Abbildung ablesen, wie groß die mittlere Anzahl von Absorptionsereignissen in einer Kugel vom Durchmesser d

bei der Dosis D ist. Andererseits kann man $d/2$ als mittleren Abstand einer Ionisation vom nächstgelegenen Absorptionsereignis bei der Dosis D ansehen.

Zur Veranschaulichung sollen zwei Beispiele gegeben werden. Es sei gefragt, wie häufig jede Zelle im menschlichen Körper von einem Absorptionsereignis betroffen wird, wenn dieser, entsprechend der gesetzlich festgelegten maximal zulässigen Dosis von 5 rem pro Jahr, einer Dosisleistung von 5 rad/Jahr einer locker ionisierenden Strahlung ausgesetzt ist. Idealisiert man die einzelne Zelle durch eine Kugel von 10 μ Durchmesser, so liest man aus Abb. 32 ab, daß im Mittel etwa pro 0,05 rad ein Absorptionsereignis auftritt, daß also die Zelle pro Jahr etwa 100 Absorptionsereignisse erleidet. Der mittlere zeitliche Abstand zwischen zwei aufeinanderfolgenden Absorptionsereignissen beträgt also einige Tage. Man hat es dann — falls die nichtletale Vorschädigung der Zelle in vivo ebenso schnell abklingt, wie es an in vitro-Kulturen beobachtet wird (Elkind et al.), — nur mehr mit der „Eintreffer-Komponente" der cytologischen Strahlenwirkung zu tun.

Umgekehrt könnte man fragen, wie groß der mittlere Abstand einer Ionisation vom nächstgelegenen Absorptionsereignis ist, wenn man sich einmal vorstellt, die Dosis von 5 rad werde in kurzer Zeit appliziert. Man erhält dann einen Wert $d/2$ von etwas weniger als 1 μ.

Stellt man fest, daß bei einer bestimmten Dosis eine Dosiswirkungsbeziehung bereits merklich sigmoid ist, so muß man lediglich den der Dosis entsprechenden „mittleren Abstand" suchen und kann dann feststellen, daß eine Wechselwirkung zwischen verschiedenen Absorptionsereignissen auftritt, deren Reichweite wenigstens von der Größenordnung des erhaltenen Wertes ist. Dabei braucht die Wechselwirkung durchaus nicht nur auf der primären physikalischen oder physikalisch-chemischen Stufe stattzufinden; im Gegenteil liegt die Bedeutung der Überlegungen gerade darin, daß — ebenso wie bei den Erörterungen in (3) — immer dann, wenn sich Wechselwirkungsdistanzen von der Größenordnung eines Mikron ergeben, dies ein Hinweis für eine Wechselwirkung auf physiologischer Ebene in einem größeren kritischen Bereich ist.

Bevor wir zu einigen praktischen Beispielen übergehen, sei die beschriebene Schlußweise durch eine etwas schärfere Argumentation ergänzt.

Wenn die Reichweite der Wechselwirkung gleich dem mittleren Abstand einer Ionisation zum nächstgelegenen fremden Absorptionsereignis ist, so bedeutet das noch nicht, daß nicht doch die „Eintrefferkomponente", d. h. die Wechselwirkung von Ionisationen ein und desselben Absorptionsereignisses, überwiegt. Außer bei sehr hohen Dosen sind die einzelnen Ionisationen den Ionisationen des eigenen Absorptionsereignisses näher benachbart als denen fremder Absorptionsereignisse.

Man kann sich eine Kugel um eine Ionisation vorstellen und nach der mittleren „lokalen Dosis“ fragen, die durch diese Ionisation gemeinsam mit den anderen, zum selben Absorptionsereignis gehörigen Ionisationen in dieser Kugel hervorgerufen wird; diese mittlere lokale Dosis sei als „lokale Eigendosis“ zum betreffenden Radius bezeichnet. Offenbar ist die „lokale Eigendosis“ um so kleiner, je größer der Radius der Kugel gewählt wird; der Mittelwert der deponierten Energie wächst ja höchstens wie der Radius der Kugel, während deren Masse mit der dritten Potenz des Radius zunimmt.

Das Kriterium für das Auftreten einer Wechselwirkung zwischen verschiedenen Absorptionsereignissen kann dann etwas schärfer gefaßt werden: Wenn bei einer bestimmten Dosis D die „Mehrtrefferkomponente“ die „Eintrefferkomponente“ aufwiegt, so muß eine Wechselwirkung über so große Distanzen auftreten, daß in der Kugel des betreffenden Radius die „lokale Eigendosis“ höchstens gleich der Dosis D ist. Während die „lokale Eigendosis“ gleich dem mittleren Beitrag des „eigenen“ Absorptionsereignisses ist, gibt ja die Dosis D den mittleren Beitrag fremder Absorptionsereignisse in der einer Ionisation umschriebenen Kugel an.

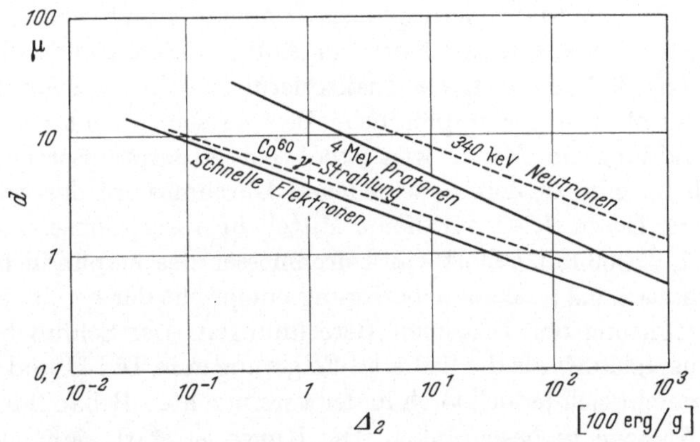

Abb. 33. Abhängigkeit zwischen der Größe Δ_2 und dem Durchmesser d des kritischen Bereiches. Δ_2 kann als zum Durchmesser d gehörige „lokale Eigendosis“ angesehen werden. - - - - - basierend auf experimentellen Daten von ROSSI et al.; ——— rein theoretisch abgeleitete Kurven

Die oben definierte Größe „lokale Eigendosis“ entspricht nach (7) der Größe Δ_2, wenn man in der Berechnung von Δ_2, statt auch exzentrische Bahnsegmente zu berücksichtigen, nur zentrale Passagen zuläßt. In der numerischen Berechnung ergibt sich die modifizierte Größe ohnehin als Zwischenwert; hier sei jedoch die „lokale Eigendosis“ gleich Δ_2 gesetzt, damit nicht allzuviel verschiedene Größen in der Darstellung erscheinen. Der höchstmögliche Fehler besteht darin — und dies sei ohne Beweis mitgeteilt, da es sich leicht ableiten läßt —, daß man einen um den Faktor 0,75 zu kleinen Wert erhält.

In Abb. 33 ist Δ_2 für verschiedene Strahlenarten gegen den Durchmesser d des kritischen Bereiches aufgetragen. Im nächsten Abschnitt wird die praktische Anwendung der Kurven erläutert.

4.4. Beispiele für den vereinfachten Schluß auf die räumliche und zeitliche Reichweite der Wechselwirkung zwischen verschiedenen Absorptionsereignissen

Um die vereinfachte Schlußweise mit der strengen Behandlung in Teil II und III zu vergleichen, sei zunächst ein bereits erörtertes Beispiel wiederaufgenommen.

Für die durch HUMPHREY und SINCLAIR an isolierten Säugetierzellen beobachtete Dosiswirkungsbeziehung (s. Abb. 3b und Tab. 1, S. 63) wurde in Teil II festgestellt, daß zum Testeffekt im Mittel mehr als 4 Absorptionsereignisse beitragen; in III, 3 wurde abgeleitet, daß die Wechselwirkung der einzelnen Absorptionsereignisse über Distanzen von wenigstens 1 μ erfolgt.

Wie modifizieren sich die Aussagen, wenn man weder den genauen Wert der mittleren Inaktivierungsdosis $\overline{D}$ noch den der relativen Steilheit S kennt? Man sieht der Kurve (s. Abb. 3b; S. 63) auch ohne Berechnung an, daß die mittlere Inaktivierungsdosis bei etwa 300 rad liegt. Wie groß muß der empfindliche Bereich sein, damit bei 300 rad Röntgenstrahlung im Mittel wenigstens ein Absorptionsereignis auftritt? Abb. 32 gibt zu den verschiedenen Durchmessern des kritischen Bereiches die Dosen Δ_1 an, für die im Mittel ein Absorptionsereignis auftritt; zu $\Delta_1 = 300$ rad gehört ein Durchmesser des empfindlichen Bereiches von etwa 0,3 μ. Diese Überlegung entspricht der bereits erwähnten Weiterführung der LEAschen Berechnungen. Der Schluß hat weit weniger Aussagekraft als die früheren Folgerungen in Teil II und III.

Man braucht sich jedoch auch in der vereinfachten Behandlung nicht auf diese Aussage zu beschränken. Die Kurve ist stark sigmoid; wenn überhaupt, so hat sie nur eine geringe Anfangsneigung, es kommt daher keine wesentliche Eintrefferkomponente in Betracht. Verantwortlich für den Testeffekt ist eine Wechselwirkung verschiedener Absorptionsereignisse über eine Mindestdistanz von $d/2 = 0{,}15$ μ.

Eine etwas schärfere Abschätzung erlauben die Kurven der Abb. 33. Da bei 300 rad die nichtlineare Komponente eine etwaige „Eintrefferkomponente" bei weitem überwiegt, muß die Wechselwirkung eine solche Reichweite haben, daß in der Sphäre des betreffenden Radius die „lokale Eigendosis" — nach der Definition des vorhergehenden Abschnitts — kleiner als 300 rad ist. Man erhält aus Abb. 33 einen Durchmesser von etwa 0,6 μ. Damit ist gezeigt, daß der Durchmesser des empfindlichen Bereiches — oder, in der alternativen Betrachtungsweise, der Durchmesser der Wechselwirkungssphäre um eine Ionisation — von der Größenordnung eines Mikron ist. Das Resultat kommt also den Ergebnissen der strengen Behandlung nahe; es ist allerdings wesentlich weniger beweiskräftig.

In anderen Fällen ist die vereinfachte Behandlung durch die Unvollständigkeit der vorliegenden Daten tatsächlich gerechtfertigt.

GOOCH et al. beobachteten strahleninduzierte Chromosomenaberrationen in menschlichen Leukocyten. Während sie lineare Dosisabhängigkeit für Deletionen und Defizienzen erhalten, ergibt sich für asymmetrischen Stückaustausch und die Erzeugung von Ringchromosomen — also für Prozesse, die auf jeweils zwei Läsionen beruhen — eine deutlich sigmoide Dosisbeziehung*. Wird Röntgenstrahlung verwendet, so ist bei 100 rad die nichtlineare Komponente der Dosiswirkungsbeziehung wesentlich größer als die lineare. Aus Abb. 33 ergibt sich also, daß eine Wechselwirkung über eine Sphäre von wenigstens 1 μ Durchmesser erfolgt. Dies ist verständlich, denn vor dem Stückaustausch oder vor der Bildung von Ringchromosomen müssen sich zunächst zwei Chromosomenbrüche ereignen und die Bruchenden müssen zufällig aneinandergeraten, um zusammenzuwachsen.

Man kann die Aussage etwas erweitern, denn auch für 14 MeV-Neutronen erhalten die Autoren eine sigmoide Dosisbeziehung für Stückaustausch und die Bildung ringförmiger Chromosomen. Die Kurve ist etwas weniger steil als die für Röntgenstrahlung, aber auch in diesem Fall übertrifft bei 100 rad die nichtlineare Komponente die lineare. Da 14 MeV-Neutronen eine Ionisationsdichte derselben Größenordnung wie 4 MeV-Protonen haben, kann deren Kurve in Abb. 33 benützt werden. Man erhält dann einen Mindestdurchmesser von nahezu 2 μ für die Sphäre der Wechselwirkung.

Die Tatsache, daß verschiedene Absorptionsereignisse über μ-Distanzen beim Stückaustausch oder bei der Erzeugung ringförmiger Chromosomen zusammenwirken, bestätigt die Annahme, daß die einzelnen Chromosomen in ihrer entspiralisierten Form in der Interphase über größere Bereiche des Kerns ausgebreitet sind.

Wegen der relativ hohen biologischen Wirksamkeit dicht ionisierender Strahlung lassen sich gerade aus den Experimenten mit Neutronen große Wirkungsquerschnitte bzw. Wirkvolumina für die Inaktivierung

---

* In der Originalarbeit ist von "deletions" im Gegensatz zu "dicentrics" und "rings" die Rede. Offenbar sind jedoch — da es um eine Unterscheidung der auf einer und der auf zwei Läsionen in der G_1-Phase beruhenden Aberrationen geht — mit "deletions" Deletionen und Defizienzen, mit "dicentrics" asymmetrischer Stückaustausch gemeint.

von Zellen ableiten. Das deutlichste Beispiel ist wohl das folgende. BATEMAN et al. erhalten bei der Bestrahlung von Mäusespermatogonien eine exponentielle Dosiswirkungsbeziehung und eine mittlere Inaktivierungsdosis von nur 7 rad; daraus können die Autoren — wie Abb. 32 bestätigt — ein empfindliches Volumen ableiten, das dem Volumen der ganzen Zelle gleich ist. In diesem Fall — und es handelt sich um einen Sonderfall, denn das Cytoplasma erweist sich meist als relativ unempfindlich — genügt also schon der Durchgang eines ionisierenden Partikels, das den Kern gar nicht trifft, um die Zelle zu inaktivieren. Ein großer Wirkungsquerschnitt für einen Eintreffervorgang ist allein allerdings noch kein starkes Argument gegen die Vorstellung einer monomolekularen Strahlenwirkung. Aus diesem Grunde sind die Aussagen über die Wechselwirkung mehrerer Absorptionsereignisse von größerem Interesse.

BARENDSEN (1964) findet neuerdings auch für relativ dicht ionisierende Strahlung bei in vitro Bestrahlung menschlicher Zellen sigmoide Dosiswirkungsbeziehungen. Für α-Teilchen von 26 MeV ergibt sich eine noch deutlich sigmoide, wenn auch nicht sehr genau bestimmte Dosiswirkungskurve. Die mittlere Inaktivierungsdosis beträgt ungefähr 300 rad und 600 rad für Zellen in sauerstoffhaltigem bzw. sauerstofflosem Medium. Aus Abb. 33 erhält man in diesem Fall* den Mindestdurchmesser 2 μ für die Sphäre der Wechselwirkung. Dieses Resultat bestätigt die Annahme, daß eine exaktere Bestimmung der Ausdehnung der empfindlichen Bereiche möglich ist, wenn man mit dicht ionisierender Strahlung arbeitet. Die Dosiswirkungsbeziehungen müssen allerdings noch genauer bekannt sein; auch sollte, wie bereits festgestellt, mit synchronisierten Kulturen gearbeitet werden.

Wenn die einzelnen Absorptionsereignisse bei der Inaktivierung von Säugetierzellen über Bereiche von der Ausdehnung eines Mikron zusammenwirken, so deutet das darauf hin, daß die Wechselwirkung sich auf physiologischer Ebene abspielt und nicht etwa in der Diffusion freier Radikale im Karyoplasma besteht. Im Einklang mit der Annahme einer funktionellen Vorschädigung der Zelle steht die Tatsache, daß ein Zeitfaktor — also eine verringerte Wirkung bei der Verteilung der Dosis über einen größeren Zeitraum — erst bei Bestrahlungszeiten von der Größenordnung einer Stunde auftritt. Man kann also annehmen, daß die Vorschädigung für eine Dauer derselben Größenordnung wirksam bleibt. Diese Tatsache ergibt sich auch aus dem experimentell beobachteten Verlauf der Erholung an bestrahlten Zellkulturen (ELKIND-Effekt).

Die Argumentation, die von den primären physikalischen bzw. physiko-chemischen Prozessen ausgeht, ist jedoch ebenfalls von Interesse.

---

* Die Kurve für 26 MeV-α-Strahlung $\left(\frac{dE}{dx} = 25\ \mathrm{keV}/\mu\right)$ liegt nahe der eingezeichneten Kurve für Neutronen.

Wie oben erwähnt, ist bei 300 rad einer locker ionisierenden Strahlung der mittlere Abstand einer Ionisation vom nächstgelegenen Absorptionsereignis ein Bruchteil eines Mikron. Man könnte nun fragen, ob nicht doch vielleicht relativ langlebige freie Radikale — es sei eine Lebensdauer von einer Sekunde angenommen — über diese Distanz zusammenwirken. Ist die Dosisleistung so hoch, daß die volle Dosis von 300 rad innerhalb einer Sekunde verabreicht wird, so ist der mittlere Abstand eines freien Radikals zum nächstgelegenen, während seiner Lebensdauer auftretenden Absorptionsereignis ein Bruchteil eines Mikron. Erniedrigt man dagegen die Dosisleistung auf 60 rad/min, so wird pro Sekunde eine Dosis von 1 rad zugeführt, und nach Abb. 32 beträgt der mittlere Abstand bereits mehr als ein Mikron. Die Veränderung der Dosisleistung müßte sich also deutlich bemerkbar machen; bisher wurde jedoch bei der Inaktivierung von Säugetierzellen in vitro ein Zeitfaktor oberhalb einer Dosisleistung von 60 rad/min nicht beobachtet (Hall und Bedford). Obwohl die Experimente über den Einfluß der Dosisleistung lückenhaft sind, kann man aus ihnen schließen, daß eine Wechselwirkung der verschiedenen Absorptionsereignisse auf der primären physiko-chemischen Ebene in diesem Fall keine Rolle spielt.

Weiteren Aufschluß über die räumliche und zeitliche Reichweite der Wechselwirkung zwischen den einzelnen Absorptionsereignissen geben die Experimente mit ultrafraktionierter Bestrahlung. Es sei abschließend ein Beispiel erwähnt, das deshalb interessant ist, weil es auf eine Wechselwirkung deutet, die sich in Bruchteilen einer Sekunde über mehrere Mikron ausbreitet.

Bei der Abtötung von Drosophilaembryonen durch ultrafraktionierte 15 MeV-Elektronen fanden Oberheuser und Künkel, daß bei einer mittleren Dosisleistung von 25 rad/min eine Bestrahlung mit 50 Hz wirksamer als eine solche mit 25 Hz ist. Das bedeutet nach Abb. 32 aber, da die Dosis des Einzelimpulses geringer als 0,02 rad ist, daß sich die für den unterschiedlichen Effekt verantwortliche Wechselwirkung über mehr als 5 μ ausbreiten muß, und zwar in weniger als 0,04 sec. Die Natur einer solchen Wechselwirkung ist unbekannt. Eine Erklärung allein durch strahlungschemische Umsetzungen scheint nicht möglich.

Anhang

1. Ableitung der in 2.1 angegebenen Relationen

1.

Δ_1 ist der Erwartungswert der lokalen Energiedichte nach einem einzelnen Absorptionsereignis (6). Der Dosiseinheit entsprechen also im

Mittel Δ_1^{-1} Absorptionsereignisse im kritischen Bereich. Wird die Schwelle Z genügend niedrig gewählt, so wird sie bei jedem Absorptionsereignis überschritten. Die Wahrscheinlichkeit $G(D; Z)$, daß bei der Dosis D die Schwelle Z bereits erreicht ist, ist dann gleich dem Bruchteil der von mindestens einem Absorptionsereignis betroffenen Einheiten.

$$G(D; Z) = 1 - e^{-\frac{D}{\Delta_1}} . \tag{33}$$

2.

Man kann die Verteilung $F(Z; D)$ formal angeben:

$$F(Z; D) = \sum_{\nu=0}^{\infty} p(\nu_D = \nu)\, p(\underline{Z} \leqq Z \mid \nu_D = \nu) . \tag{34}$$

Dabei ist:

$$p(\nu_D = \nu) = e^{-\frac{D}{\Delta_1}} \cdot \frac{\left(\frac{D}{\Delta_1}\right)^{\nu}}{\nu!} \tag{35}$$

und

$$p(\underline{Z} \leqq Z \mid \nu_D = \nu) = F_\Delta(Z)^{*\nu} ; \tag{36}$$

hier symbolisiert $F_\Delta(Z)^{*\nu}$ die Verteilung, die sich durch ν-fache Faltung von $F_\Delta(Z)$ ergibt. $F_\Delta(Z)^{*0}$ sei gleich 1 gesetzt. Dann ist:

$$F(Z; D) = \sum_{\nu=0}^{\infty} e^{-\frac{D}{\Delta_1}} \cdot \frac{\left(\frac{D}{\Delta_1}\right)^{\nu}}{\nu!} \cdot F_\Delta(Z)^{*\nu} . \tag{37}$$

Entwickelt man diesen Ausdruck nach Potenzen von D, so ergibt sich:

$$F(Z; D) = \left(1 - \frac{D}{\Delta_1} + \frac{D^2}{2 \cdot \Delta_1^2} - \cdots\right)\left(1 + \frac{D}{\Delta_1} F_\Delta(Z) + \frac{D^2}{2 \cdot \Delta_1^2} F_\Delta(Z)^{*2} + \cdots\right) ; \tag{38}$$

in erster Näherung für kleine Dosen erhält man daraus:

$$F(Z; D) = 1 - \frac{D}{\Delta_1} + \frac{D}{\Delta_1} F_\Delta(Z) . \tag{39}$$

Für kleine Dosen ist die Verteilungsfunktion $F(Z; D)$ von Z also als Überlagerung von $F_\Delta(Z)$ mit einer Sprungfunktion im Nullpunkt darstellbar.

3.

Gleichung (37) gestattet die unmittelbare Berechnung der beiden ersten Momente der Verteilungsfunktion $F(Z; D)$.

Für den Mittelwert $\overline{Z}$ der Verteilung $F_\Delta(Z)^{*\nu}$ gilt nach 2.1, (6):

$$\overline{Z} = \nu \cdot \Delta_1 , \tag{40}$$

für das zweite Moment $\overline{Z^2}$ von $F_\Delta(Z)^{*\nu}$ nach 2.1, (7):

$$\overline{Z^2} = \nu \cdot \Delta_2 \cdot \Delta_1 + \nu(\nu - 1)\, \Delta_1^2 . \tag{41}$$

Also ergibt sich für die beiden ersten Momente von $F(Z; D)$ nach (37):

$$\overline{Z} = e^{-\frac{D}{\Delta_1}} \sum_{\nu=1}^{\infty} \frac{\left(\frac{D}{\Delta_1}\right)^{\nu}}{\nu!} \cdot \nu \cdot \Delta_1 = D \cdot e^{-\frac{D}{\Delta_1}} \sum_{\nu=1}^{\infty} \frac{\left(\frac{D}{\Delta_1}\right)^{\nu-1}}{(\nu-1)!} = D \qquad (42)$$

und

$$\overline{Z^2} = e^{-\frac{D}{\Delta_1}} \sum_{\nu=1}^{\infty} \frac{\left(\frac{D}{\Delta_1}\right)^{\nu}}{\nu!} \cdot (\nu \cdot \Delta_1 \cdot \Delta_2 + \nu(\nu-1)\, \Delta_1^2) = D \cdot \Delta_2 + D^2 \qquad (43)$$

und daher für die Varianz:

$$\sigma^2 = \overline{Z^2} - \overline{Z}^2 = D \cdot \Delta_2 \,. \qquad (44)$$

4.

Die Relation folgt aus dem zentralen Grenzwertsatz in der Form von LINDEBERG-LÉVY*:

Haben die unabhängigen Variablen C_i alle dieselbe Verteilung und den endlichen Mittelwert m sowie die endliche Varianz σ^2, dann konvergiert die Folge der Verteilungsfunktionen $F_n(T)$ der durch die Gleichungen:

$$Y_n = C_1 + \cdots + C_n \,; \quad T_n = \frac{Y_n - n \cdot m}{\sigma \cdot \sqrt{n}} \qquad (45)$$

definierten Variablen T_n gegen die Normalverteilung mit dem Mittelwert 0 und der Varianz 1.

Wir nehmen nun an, zu der Variablen C_i gehöre die Verteilung $F(C_i; 1)$, d. h. die Verteilung der lokalen Energiedichte bei der Dosis $D = 1$. Die Größe Y_n entspricht dann der Variablen Z bei der Dosis $D = n$. Die Variable T_n entspricht dem Ausdruck $(Z - D)/\sqrt{D \cdot \Delta_2}$. Nach (45) nähern sich also die Verteilungen $F(Z; D)$ mit wachsender Dosis Normalverteilungen des Mittelwertes D und der Varianz $\Delta_2 \cdot D$.

5.

Für die folgende Ableitung werden zunächst einige Abkürzungen eingeführt, D und Z seien dabei in Vielfachen von Δ_2 ausgedrückt:

$$F^*(\zeta; D) = p\left(\frac{Z-D}{\sqrt{D}} \leqq \zeta\right) \qquad (46)$$

$$G^*(\delta; Z) = p\left(\frac{D-Z}{\sqrt{Z}} < \delta\right). \qquad (47)$$

Φ symbolisiere die Normalverteilung mit dem Mittelwert 0 und der Varianz 1. Nach 4. ist:

$$\lim_{D \to \infty} F^*(\zeta; D) = \Phi(\zeta) \,. \qquad (48)$$

* Siehe z. B. FISZ oder FELLER.

Die Behauptung ist:

$$\lim_{Z\to\infty} G^*(\delta; Z) = \Phi(\delta)\,. \tag{49}$$

Beweis:

Wegen (46) und (47) gilt:

$$\begin{aligned} G^*(\delta; Z) &= G(Z + \delta\sqrt{Z}; Z) = 1 - F(Z; Z + \delta\sqrt{Z}) \\ &= 1 - F^*\left(-\delta(1+\delta/\sqrt{Z})^{-\frac{1}{2}}; Z + \delta\sqrt{Z}\right), \end{aligned} \tag{50}$$

d. h. es ist folgende Abschätzung möglich:

$$\begin{aligned} |G^*(\delta; Z) - \Phi(\delta)| &= \left|F^*\left(-\delta(1+\delta/\sqrt{Z})^{-\frac{1}{2}}; Z + \delta\sqrt{Z}\right) - \Phi(-\delta)\right| \\ &\leqq d_1(Z) + d_2(Z) \end{aligned} \tag{51}$$

$$d_1(Z) = \left|F^*\left(-\delta(1+\delta/\sqrt{Z})^{-\frac{1}{2}}; Z + \delta\sqrt{Z}\right) - \Phi\left(-\delta(1+\delta/\sqrt{Z})^{-\frac{1}{2}}\right)\right|,$$

$$d_2(Z) = \left|\Phi\left(-\delta(1+\delta/\sqrt{Z})^{-\frac{1}{2}}\right) - \Phi(-\delta)\right|.$$

Da $(1+\delta/\sqrt{Z})^{-\frac{1}{2}}$ für $Z\to\infty$ gegen 1 konvergiert und die Funktion Φ stetig ist, wird $d_2(Z)$ für hinreichend großes Z beliebig klein; da ferner mit Z auch $Z + \delta\sqrt{Z}$ beliebig groß wird und die Konvergenz, die durch (48) ausgedrückt ist, gleichmäßig in ξ ist, konvergiert $d_1(Z)$ für $Z\to\infty$ ebenfalls gegen Null. Daraus folgt unmittelbar die Behauptung (49).

2. Bemerkungen zu den numerischen Berechnungen

Ein und dasselbe Programm wird mit geringen Modifikationen zur Berechnung der Verteilungen $L(e; \bar{e})$ bzw. $F_\Delta(Z)$ und zur Berechnung von $F(Z; D)$ bzw. $G(D; Z)$ benutzt. Da das Programm ziemlich involviert, die Grundgedanken andererseits aus der theoretischen Erörterung heraus klar sind, kann auf die Wiedergabe verzichtet werden.

Bei 10^4 Zufallspfaden ergibt sich eine Rechenzeit von größenordnungsmäßig 15 min. Diese relativ lange Dauer ist vor allem dadurch bedingt, daß jedem der etwa $5\cdot 10^5$ Absorptionsereignisse nicht nur die Erzeugung von zwei Zufallszahlen und die Durchführung mehrerer logischer Operationen, sondern auch die Bildung eines Logarithmus zur Ermittlung der Schrittweite der Dosis entspricht.

Der mittlere statistische Fehler bei der Berechnung der Größe $F(Z;D)$ bzw. $G(D;Z)$ ergibt sich folgendermaßen. Bei der Dosis D passiert ein Zufallspfad mit der Wahrscheinlichkeit $F(Z; D)$ nicht oberhalb des Punktes (D, Z). Die Wahrscheinlichkeit, daß von insgesamt N Zufallspfaden genau n nicht oberhalb des Punktes (D, Z) vorbeilaufen, ist:

$$p(\nu = n) = \binom{N}{n} F(Z; D)^n\,(1 - F(Z; D))^{N-n}\,. \tag{52}$$

Die Streuung dieser Binominalverteilung ist:

$$\sigma = \pm \sqrt{N\,F(Z;D)\,(1 - F(Z;D))}\,. \tag{53}$$

Der mittlere Fehler des beobachteten Wertes von $F(Z;D)$ ist:

$$\begin{aligned} \frac{\sigma}{N} &= \pm \sqrt{\frac{F(Z;D)\,(1-F(Z;D))}{N}} \\ &= 10^{-2}\sqrt{F(Z;D)\,(1-F(Z;D))}\,,\ \text{für } N = 10^4\,. \end{aligned} \tag{54}$$

Für $F = 0{,}5$ ist der mittlere Fehler also $\pm\, 0{,}005$;
für $F = 0{,}01$ dagegen ist er $\pm\, 0{,}001$.

Zur Bestimmung des Spektrums $M\left(\left.\frac{dE}{dx}\right|_{\text{pr}}\right)$ der Ionisationsdichte wurde für Röntgenstrahlung von 200 keV bzw. 400 keV Gipfelspannung das vollständige Spektrum der verschiedenen Generationen von Comptonelektronen und das der Photoelektronen berechnet. Über das Ergebnis wurde gemittelt. Dieselbe Rechnung wurde für Co^{60}-γ-Strahlung durchgeführt. Die Ergebnisse (s. Abb. 34) sind im Einklang mit den in der Literatur (Hine und Brownell, Harder) angegebenen Verteilungen.

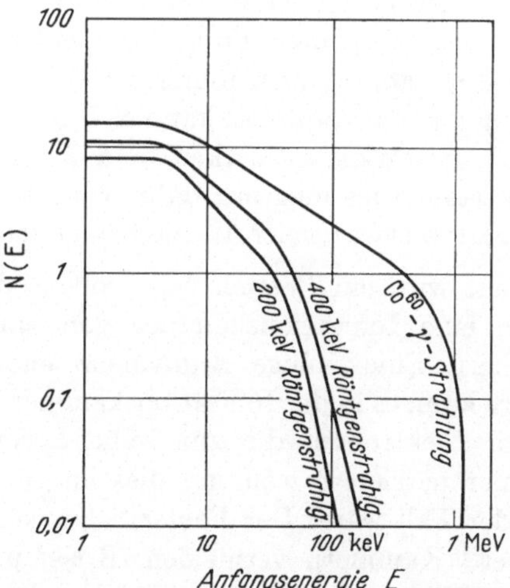

Abb. 34. Spektrum der durch wiederholten Comptoneffekt und anschließenden Photoeffekt im Gewebe losgeschlagenen Elektronen. $N(E)$ ist die mittlere Anzahl der Elektronen, die durch ein primäres Photon losgeschlagen werden und mindestens die Anfangsenergie E haben. Die Kurven sind digital berechnet und der Berechnung der in Abb. 22 wiedergegebenen Verteilungen $F_\Delta(Z)$ zugrunde gelegt

Es ist bemerkenswert, daß bei Co^{60}-γ-Strahlung ein primäres Photon von etwa 1 MeV zwar im Durchschnitt 15 Comptonelektronen auslöst, daß aber die sich ergebende Verteilung $F_\Delta(Z)$ für Co^{60}-γ-Strahlung doch nur geringfügig von der für schnelle Elektronen abweicht. Die Tatsache, daß das Resultat nicht allzu stark von der Ausgangsverteilung der

Ionisationsdichte abhängt, rechtfertigt es, daß hier auf diese Spektren und ihre Berechnung nicht näher eingegangen wird.

Für den Unterschied zwischen der theoretischen Verteilung $F_\Delta(Z)$ für Co^{60}-γ-Strahlung und der experimentellen sind folgende Gründe verantwortlich:

a) Die berechnete Kurve liegt höher als die experimentelle, weil die Verteilung $L_\Delta(e)$ der in den primären Ereignissen übertragenen Energie bis hinunter zu etwa 10 eV extrapoliert wurde, während experimentell nur Ionisationen beobachtet werden können, deren jede einer Energiedeposition von etwa 34 eV gleichgesetzt wird.

b) Die berechnete Kurve liegt höher als die experimentelle, weil in der Berechnung die relativ seltenen Fälle vernachlässigt wurden, in denen das Ende einer Bahnspur oder δ-Spur mit mehr als 3,5 keV in das kritische Volumen fällt.

c) Für die Berechnung der Verteilung $M\left(\left.\frac{dE}{dx}\right|_{pr}\right)$ wurden die gesamte Lawine der Comptonelektronen und die Photoelektronen gleichmäßig berücksichtigt, also sozusagen ein gemitteltes Spektrum über die ganze Tiefe des bestrahlten Gewebes gebildet. Die Dichte des Gewebes wurde dabei als 1 angenommen. Die genaue Form des Spektrums hängt jedoch von der jeweiligen Bestrahlungsanordnung ab. Wenn die Wand der Ionisationskammer nicht sehr dünn ist, kann sich die relativ dicht ionisierende Streustrahlung stärker auswirken, und $F_\Delta(Z)$ verschiebt sich dann zu höheren Werten. Dies mag mit dafür verantwortlich sein, daß die experimentelle Kurve etwas tiefer als die berechnete liegt.

d) Im Experiment wird ein Bereich von größenordnungsmäßig 1 μ Durchmesser durch eine Ionisationskammer von einigen Zentimeter Durchmesser simuliert. Eine völlige Äquivalenz kann nicht erreicht werden, insbesondere kann es in der Ionisationskammer vorkommen, daß gleichzeitig mehrere Elektronen, die zur selben primären Bahnspur gehören, die Kammer passieren, während dies im entsprechenden Gewebsbereich nicht der Fall wäre. Der Fehler ließe sich nur durch Verwendung „wandloser“ Kammern vermeiden. Rossi u. Mitarb. planen Versuche mit solchen Kammern; Ergebnisse liegen aber noch nicht vor.

Alle genannten Fehler bzw. in der Definition liegenden Unterschiede wirken in derselben Richtung; der Vergleich der Kurven in Abb. 22 zeigt, daß die Summe der Fehler nicht sehr ins Gewicht fällt, damit auch keiner der einzelnen Fehler. Die wahre Kurve muß zwischen der berechneten und der experimentellen liegen; damit ist man bei allen Anwendungen der berechneten Daten in 3 und in 4.4 auf der sicheren Seite.

Zusammenfassung

Wie in Teil II eine Relation zwischen der Zahl der wirksamen Absorptionsereignisse und der relativen Steilheit der Dosiswirkungsbeziehung abgeleitet wird, so wird in Teil III die Streuung der Inaktivierungsdosis in Beziehung gesetzt zu den Schwankungen der lokalen Energiedichte im biologischen Objekt. Während sich aber der Schluß auf die Mindestanzahl der zusammenwirkenden Absorptionsereignisse nur auf die Tatsache stützt, daß die Energiedeposition durch ionisierende Strahlung ein Poissonprozeß ist, müssen für Aussagen über die Größe der empfindlichen Bereiche die Eigenschaften der jeweiligen Strahlenart bekannt sein.

Für diese Überlegungen muß man das bei den verschiedenen Strahlenarten unterschiedliche mikroskopische Muster der Energiedeposition kennen. Aus diesem Grund wird in 1 und 2 eine in sich abgeschlossene mathematische Behandlung der Mikroverteilung der absorbierten Energie gegeben. Erst in 3 und 4 wird dann der Schluß auf die Größe der empfindlichen Bereiche dargelegt.

Das von Rossi u. Mitarb. entwickelte Konzept der lokalen Energiedichte Z in kugelförmigen mikroskopischen Bereichen dient in 1 als Ausgangspunkt. Man hat es vor allem mit den Verteilungsfunktionen $F(Z; D)$ der lokalen Energiedichte Z bei gegebener Dosis D zu tun. Eng damit verwandt sind die Verteilungsfunktionen $G(D; Z)$ der Dosis, die nötig ist, damit die lokale Energiedichte Z erreicht wird. Diese Verteilungen hängen von der Strahlenart und dem Durchmesser d des jeweils betrachteten kritischen Bereiches ab; sie lassen sich aus der Verteilungsfunktion $F_{\Delta}(Z)$ der durch ein einziges Absorptionsereignis hervorgerufenen lokalen Energiedichte berechnen. Insbesondere zeigt sich, daß der asymptotische Verlauf der Funktionen $F(Z; D)$ und $G(D; Z)$ für hohe und für niedrige Dosen durch die beiden ersten Momente der zugehörigen Verteilung $F_{\Delta}(Z)$ bestimmt ist. Das erste Moment von $F_{\Delta}(Z)$ wird mit Δ_1, das Verhältnis von zweitem zu erstem Moment mit Δ_2 bezeichnet. Einige der Verteilungen $F_{\Delta}(Z)$ wurden durch Rossi u. Mitarb. experimentell bestimmt. Mittels eines Monte Carlo-Modells werden dazu die Verteilungen $F(Z; D)$ und $G(D; Z)$ errechnet. Resultate sind für den Durchmesser 1 μ und für Co^{60}-γ-Strahlung und mittelschnelle Neutronen angegeben. Sodann werden die nur für einige wenige Fälle, beispielsweise nicht für Röntgenstrahlung, vorliegenden experimentellen Daten durch theoretisch abgeleitete Verteilungen $F_{\Delta}(Z)$ ergänzt. Auch dazu werden wiederum die Funktionen $F(Z;D)$ und $G(D;Z)$ errechnet. Die numerische Berechnung von $F_{\Delta}(Z)$ ist nur für Durchmesser d bis hinunter zu etwa 0,5 μ möglich. Dies ist etwa dieselbe Grenze, die bisher der experimentellen Bestimmung gesetzt ist. Unterhalb dieser Grenze wird die Berechnung wesentlich komplizierter, da dann die schwer zu bestimmende Form der δ-Bahnen die entscheidende Rolle spielt. Es zeigt sich jedoch in Abschnitt 3, daß bei den Experimenten an Säugetierzellen die empfindlichen Bereiche einen Durchmesser von wenigstens 1 μ haben, daß die vorliegenden Daten also für die Behandlung der cytologischen Probleme ausreichen.

In 3 wird eine untere Grenze für den Durchmesser des empfindlichen Bereiches abgeleitet. Als Zwischenstufe in den Überlegungen dient das einfache Modell eines kugelförmigen empfindlichen Bereiches mit scharf definierter kritischer Schwelle der lokalen Energiedichte. Indem man Mittelwert $\overline{D}$ und relative Steilheit S einer experimentell ermittelten Dosiswirkungsbeziehung mit den zu den theoretischen Kurven $G(D; Z)$ gehörigen Werten $\overline{D}$ und S vergleicht, schließt man auf den Durchmesser d des empfindlichen Bereiches. Das vereinfachte Modell ist sicher nicht gültig. Es wird aber gezeigt, daß alle Abweichungen von diesem Modell in derselben Richtung wirken und dazu führen, daß der abgeleitete Durchmesser d kleiner ist als der tatsächliche Durchmesser des empfindlichen Bereiches.

Für die Inaktivierung von Säugetierzellen durch locker ionisierende Strahlung ergibt sich ein Mindestdurchmesser des empfindlichen Bereiches von etwa 1 μ. Falls der empfindliche Bereich nicht einfach-zusammenhängend ist, sondern aus mehreren kleineren Bereichen besteht, so sind diese über ein Areal ausgebreitet, das sich nicht von einer Kugel geringeren Durchmessers als 1 μ einschließen läßt.

Zusammen mit den Resultaten des Teils II ergibt sich die wesentliche Schlußfolgerung, daß bei der Inaktivierung von Säugetierzellen durch locker ionisierende Strahlung mehrere Absorptionsereignisse über μ-Distanzen zusammenwirken. Dies spricht gegen die Vorstellung einer mono- oder oligomolekularen Strahlenwirkung und stützt die in Teil I gegebene Interpretation, die von der Möglichkeit einer dispersen Vorschädigung ausgeht.

Abschnitt 4 bringt einige Erläuterungen. Insbesondere wird gezeigt, wie auch bei unvollständiger Kenntnis der Dosiswirkungsbeziehungen und der Eigenschaften der Strahlung auf Mindestwerte der Distanz geschlossen werden kann, über die die Wirkung verschiedener Absorptionsereignisse konfluiert. In diesem Zusammenhang erscheint der Begriff der Ionisationsdichte in neuem Licht. Die beiden möglichen Definitionen der Ionisationsdichte, nämlich Mittelung entweder über die Bahnlänge oder über die Energie, entsprechen den beiden Größen Δ_1 und Δ_2. Über die Bahnlänge ist zu mitteln, wenn man es mit Eintreffervorgängen zu tun hat, der Mittelwert über die Energie dagegen ist relevant, wenn mehrere Absorptionsereignisse zum Zustandekommen des Effektes zusammenwirken.

Literaturverzeichnis zu Teil III

BARENDSEN, G. W.: Impairment of the proliferative capacity of human cells in culture by α-particles with different linear-energy-transfer. Int. J. Radiat. Biol. **8**, 453—466 (1964).

— Relative Effectiveness of Ionizing Radiations in Relation to LET and the Influence of Oxygen. Panel on the Biophysical aspects of radiation quality, IAEA, Vienna (1965), to be published by IAEA, Vienna.

—, and T. L. J. BEUSKER: Effects of different ionizing radiations on human cells in tissue culture. I. Radiation Research **13**, 832—840 (1960).

—, T. L. J. BEUSKER, A. J. VERGROESEN, and L. BUDKE: Effects of different ionizing radiations on human cells in tissue culture. II. Radiation Research **13**, 841—849 (1960).

BATEMAN, J. L., H. H. ROSSI, V. P. BOND, and J. GILMARTIN: The dependence of RBE on energy of fast neutrons. II. Biological evaluation at discrete neutron energies in the range 0.43 to 1.80 MeV. Radiation Research **15**, 5, 694—706 (1961).

BOAG, J. W.: The distribution of linear energy transfer or "Ion Density" for fast neutrons in water. Radiation Research **1**, 323—341 (1954).

ELKIND, M. M., and H. SUTTON: Radiation response of mammalian cells grown in culture. Radiation Research **13**, 556—593 (1960).

—, and W. B. MOSES: Postirradiation survival kinetics of mammalian cells grown in culture. J. cell comp. Physiol. (suppl.) **58**, **113** (1961).

—, A. HAN, and K. W. VOLZ: Radiation response of mammalian cells grown in culture. J. nat. Cancer Inst. **30**, No. 4, 705 (1963).

FELLER, W.: An Introduction to Probability Theory and its Applications. Vol. 1. New York, London: J. Wiley 1957.

FISZ, M.: Probability Theory and Mathematical Statistics. New York, London: J. Wiley 1963.

FOWLER, J.: Presentation on the Panel discussion. In: Biological Effects of Neutron and Proton Irradiations, II. Proceedings of a Symposium, Upton, New York (1963), IAEA, Vienna (1964).

— Phys. in Med. Biol. **9**, 177 (1964).

— Distributions of Hit Numbers on Single Targets. Panel on Biophysical Aspects of Radiation Quality, IAEA, Vienna (1965); to be published by IAEA, Vienna.

GOOCH, P. C., M. A. BENDER, and M. L. RANDOLPH: Chromosome Aberrations Induced in Human Somatic Cells by Neutrons. In: Biological Effects of Neutrons and Proton Irradiation, I. Proceedings of a Symposium, Upton, New York (1963), IAEA, Vienna (1964).

HALL, E. J., and J. S. BEDFORD: Dose Rate: Its effect on the survival of HeLa cells irradiated with gamma rays. Radiation Research **22**, 305—315 (1964).

HARDER, D.: Physikalische Grundlagen zur relativen biologischen Wirksamkeit verschiedener Strahlenarten. Biophysik **1**, 225—258 (1964).

HART, J., and R. L. PLATZMAN: Radiation Chemistry. In: Mechanisms in Radiobiology, 93—257. Ed. by M. ERRERA and A. FORSSBERG, Vol. I. New York, London: Acad. Press 1961.

HINE, G. J., and G. L. BROWNELL: Radiation Dosimetry. New York: Academic Press 1956.

HOWARD-FLANDERS, P.: Physical and chemical mechanisms in the injury of cells by ionizing radiations. Advanc. in Biol. and Med. Phys. **6**, 553 (1958).

HUMPHREY, R. M., and W. K. SINCLAIR: The relative biological effectiveness of 22-Mevp X-rays, Cobalt-60 gamma rays, and 200-Kv X-rays. VIII. Radiation Research **20**, 593—599 (1963).

HUTCHINSON, F., and J. ARENA: Destruction of the activity of desoxyribonucleic acid in irradiated cells. Radiation Research **13**, 137—147 (1960).

—, and C. NORCRONS: Inactivation by ionizing radiation of coenzyme A in various cells. Radiation Research **12**, 13—19 (1960).

—, A. PRESTON, and B. VOGEL: Radiation sensitivity of enzymes in wet and dry yeast cells. Radiation Research **7**, 465—472 (1957).

LEA, D. E.: Action of Radiation on Living Cells, 2nd edition. Cambridge: University Press 1956.

MILETIC, B., D. PETROVIC, A. HAN, and L. SASEL: Restoration of viability of X-irradiated L-strain cells. Radiation Research **23**, 94—103 (1964).

OBERHEUSER, F., and H. A. KÜNKEL: Ultrafraktionierung und relative biologische Wirksamkeit schneller Elektronen. Biophysik **1**, 11—19 (1963).

POLLARD, E. C.: The action of ionizing radiation on virus. Advanc. Virus Res. II, 109 (1954).

PUCK, TH. T.: Quantitative studies on mammalian cells in vitro. Rev. Modern Physics **31**, 433 (1959).

RAJEWSKY, B.: Evaluation of Linear Energy Transfer. In: Quantities, Units, and Measuring Methods of Ionizing Radiation. Symposium, Rom 1958. Ed. FOSSATI, F. Mailand: Verlag Ulrico Hoepli.

ROSSI, H. H.: Specification of radiation quality. Radiation Research **10**, 522—531 (1959).

— Spatial distribution of energy deposition by ionizing radiation. Radiation Research, Suppl. 2, 290—299 (1960).

— Distribution of radiation energy in the cell. Radiology **78**, 530—535 (1962).

— Correlation of radiation quality and biological effect. Ann. N. Y. Acad. Sci. **114**, 4—13 (1964).

— Microdosimetry. Panel on Biophysical Aspects of Radiation Quality IAEA, Vienna (1965); to be published autumn 1965 by IAEA, Vienna.

— Energy Distribution in the Absorption of Radiation; to be published in: Advances in Biological and Medical Physics, LAWRENCE and TOBIAS edit. New York: Academic Press 1966.

— Microscopic Energy Distribution in Irradiated Matter, in: Radiation Dosimetry, 2nd edition. New York: Academic Press (In press).

—, and G. FAILLA: Tissue-equivalent ionization chambers. Nucleonics **14**, 32—37 (1956).

—, and W. ROSENZWEIG: Measurements of neutron dose as a function of linear energy transfer. Radiation Research **2**, 417—425 (1955).

—, M. H. BIAVATI, and W. GROSS: Local energy density in irradiated tissues. 1. Radiobiological Significance . Radiation Research **15**, 431—439 (1961).

SMITH, L. C.: The Inactivation of monomolecular film of protein and its relation to the life-time of active radicals formed in water by X-radiation. Arch. Biochem. **50**, 323 (1954).

SNYDER, W. S.: The LET Distribution of Dose in some Tissue Cylinders. In: Biological Effects of Neutron and Proton Irradiations. Proceedings of a Symposium, Upton, New York (1963), Iaea, Vienna (1964).

WILSON, C. T. R.: Ionization by X-rays and β-rays. Proc. roy. Soc. **A 104**, No. 1, 192 (1923).

Zur Nomenklatur

Vektoren sind durch einen Pfeil ($\rightharpoonup$) gekennzeichnet.

Verteilungsfunktionen sind mit einem großen Buchstaben, die zugehörigen Wahrscheinlichkeitsdichten durch den entsprechenden kleinen Buchstaben bezeichnet.

Wo es im Interesse der Klarheit nötig erschien, wurden Zufallsvariable durch Unterstreichung von dem festen Wert unterschieden, den sie jeweils annehmen.

Bedingte Wahrscheinlichkeiten sind in der üblichen Weise geschrieben; beispielsweise ist $p(E = 1 | \nu_D = \nu)$ die Wahrscheinlichkeit für $E = 1$ unter der Bedingung, daß $\nu_D = \nu$.

Dagegen bedeutet $p(E = 1, \nu_D = \nu)$ die Wahrscheinlichkeit dafür, daß sowohl $E = 1$ als auch $\nu_D = \nu$. Hängt schließlich eine Wahrscheinlichkeit von einem Parameter ab, so ist dieser Parameter innerhalb der Klammer hinter einen Strichpunkt gesetzt. $p(\underline{Z} \leqq Z; D)$ bedeutet also beispielsweise die Wahrscheinlichkeit dafür, daß $\underline{Z} \leqq Z$ bei der Dosis D; die betreffende Wahrscheinlichkeitsverteilung wird abgekürzt mit $F(\underline{Z}; D)$ bezeichnet.

Zusammenstellung der benutzten Symbole

(Zu jeder Größe ist die Seite angegeben, auf der sie eingeführt ist)

Teil I

S. 1 D, Dosis (Einheit der Dosis: 1 rad = 100 erg/g)

S. 1 t, Zeit

S. 1 $I = \frac{dD}{dt}$, Dosisleistung

S. 1 $\vec{x}$, Zustandsvektor

S. 2 A, Übergangsmatrix

S. 5 N, Anzahl der bei der Dosis D vom Testeffekt nicht Betroffenen
N_0, Anzahl der bei der Dosis $D = 0$ vom Testeffekt nicht Betroffenen

S. 9 α, Übergangswahrscheinlichkeit (Treffwahrscheinlichkeit)

S. 11 α_i, Übergangswahrscheinlichkeiten (Treffwahrscheinlichkeiten)

S. 13 λ, Übergangskoeffizient (Erholungskonstante)

S. 20 $R(D) = -\frac{d \ln N}{dD}$, Reaktivität

S. 22 $s(t, D) = -\frac{d \ln N}{dt}$, Versagensrate nach der Dosis D

Teil II

S. 40 $W(D) = 1 - N/N_0$, Inaktivierungswahrscheinlichkeit bei der Dosis D

S. 40 $\overline{D}$, Mittelwert der Inaktivierungsdosis

S. 40 σ^2, Varianz der Inaktivierungsdosis (σ^2 kann auch die Varianz anderer Zufallsvariablen bezeichnen)

S. 43 $S = \overline{D}^2/\sigma^2$, relative Steilheit einer Verteilung

S. 47 $\vec{r}$, Vektor, der die räumliche und zeitliche Verteilung der deponierten Energie beschreibt

S. 47 E, Zufallsvariable, die dem Eintritt ($E = 1$) oder Nichteintritt ($E = 0$) des Testeffektes entspricht

S. 48 ν, Anzahl der Absorptionsereignisse

S. 49 $W_\nu = p(E = 1 \mid \underline{\nu} = \nu)$

Teil III

S. 76 Z, lokale Energiedichte im kritischen Bereich (Einheit: 100 erg/g; die Einheit entspricht dem rad, bezeichnet aber keine Dosis)

S. 77 d, Durchmesser des kritischen Bereiches

S. 78 $F(Z; D)$, Verteilungsfunktion der lokalen Energiedichte bei der Dosis D

S. 78 $G(D; Z)$, Verteilungsfunktion der Dosis, die nötig ist, um die Schwelle Z der lokalen Energiedichte zu erreichen

S. 80 $F_{\Delta}(Z)$, Verteilungsfunktion des Betrages der durch ein Absorptionsereignis hervorgerufenen lokalen Energiedichte

S. 81 Δ_1, erstes Moment von $F_{\Delta}(Z)$

S. 82 Δ_2, Verhältnis des zweiten und ersten Momentes von $F_{\Delta}(Z)$

S. 91 s, Länge des Bahnsegmentes eines ionisierenden Teilchens im kritischen Bereich

S. 91 $N(s)$, Verteilung von s, bezogen auf die Anzahl der Passagen eines ionisierenden Teilchens durch den kritischen Bereich

S. 91 $\left.\frac{dE}{dx}\right|_{\mathrm{pr}}$, Ionisationsdichte eines geladenen Teilchens

S. 92 $M\left(\left.\frac{dE}{dx}\right|_{\mathrm{pr}}\right)$, auf die Bahnlänge bezogene Verteilung der Ionisationsdichte

S. 92 $\bar{e} = \left.\frac{dE}{dx}\right|_{\mathrm{pr}} \cdot s$, Erwartungswert der bei einer Passage deponierten Energie

S. 92 $V(\bar{e})$, Verteilungsfunktion von $\bar{e}$, bezogen auf die Anzahl der Passagen

S. 92 $L(e; \bar{e})$, Verteilungsfunktion der deponierten Energie in Abhängigkeit von $\bar{e}$

S. 92 m, Masse des kritischen Bereiches

S. 93 $L_{\Delta}(e)$, Verteilungsfunktion der in einem primären Ionisationsereignis deponierten Energie

S. 95 δ_1, erstes Moment von $L_{\Delta}(e)$

S. 95 δ_2, Verhältnis des zweiten zum ersten Moment von $L_{\Delta}(e)$

Namenverzeichnis

Sachverzeichnis

Quantenhafte Energiedeposition und biologische Strahlenwirkung

Inaugural-Dissertation
zur Erlangung der Doktorwürde der Naturwissenschaftlichen
Fakultät der Ludwig-Maximilians-Universität
München

vorgelegt von
Albrecht M. Kellerer
aus Grünwald